THE TRUTH ABOUT SKIN CANCER

Starting From Moles

皮肤癌的真相

从　痣　说　起

许素玲　周琼艳　陈宁刚　◎主编

ZHEJIANG UNIVERSITY PRESS
浙江大学出版社
·杭州·

图书在版编目（CIP）数据

皮肤癌的真相：从痣说起 / 许素玲，周琼艳，陈宁刚主编. -- 杭州 ：浙江大学出版社，2024. 11.

ISBN 978-7-308-25571-4

Ⅰ. R739.5

中国国家版本馆 CIP 数据核字第 20249GB784 号

皮肤癌的真相：从痣说起

许素玲 周琼艳 陈宁刚 主编

责任编辑 金 蕾

责任校对 蔡晓欢

封面设计 春天书装

出版发行 浙江大学出版社

（杭州市天目山路 148 号 邮政编码 310007）

（网址：http://www.zjupress.com）

排　　版 杭州晨特广告有限公司

印　　刷 杭州宏雅印刷有限公司

开　　本 880mm × 1230mm 1/32

印　　张 5.875

字　　数 153 千

版 印 次 2024 年 11 月第 1 版 2024 年 11 月第 1 次印刷

书　　号 ISBN 978-7-308-25571-4

定　　价 59.00 元

《皮肤癌的真相：从痣说起》编委会

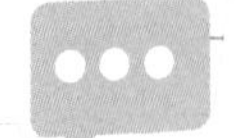

主　编

许素玲　周琼艳　陈宁刚

副主编

石　磊　王佳华　周晓明

编　委（按姓氏笔画排序）

丁一波　王松挺　王思涵
朱小霞　江欣雨　李玲芝
李桂秀　杨　枫　杨　璐
张　静　陆凌怡　范　欣
林秉奖　郑　铭　赵可喻
胡燕燕　俞颖哲　袁　波
黄静莉　戚　颖　蒋　凡

秘　书

江欣雨

序

中共中央、国务院发布的《“健康中国2030”规划纲要》提出，要努力实现从以治病为中心向以健康为中心转变，从以“治已病”为中心向以“治未病”为中心转变，从疾病管理向健康管理转变。

目前，癌症是全球首要的死因之一。皮肤癌是常见的癌症之一，包括非黑色素瘤皮肤癌和恶性黑色素瘤。非黑色素瘤皮肤癌为最常见的皮肤癌，包括基底细胞癌和鳞状细胞癌，两者均好发于面部，严重影响患者的容貌，且一旦发生转移，往往预后不良，甚至危及患者的生命。世界卫生组织发布的全球癌症统计报告显示，2020年，全球新发非黑色素瘤皮肤癌的病例数为123万例；全球非黑色素瘤皮肤癌的死亡数约为7万人。在我国，恶性黑色素瘤多见于足底、指（趾）间、手掌、甲下等肢端部位，约占50%，发生于躯干及四肢皮肤的占20%~30%，只有约20%发生在内脏器官或口鼻黏膜等。恶性黑色素瘤是最具侵袭性、危险性的皮肤癌，与肝癌、胰腺癌共称为“三大癌王”。其恶性程度高、进展快、预后差。原位黑色素瘤的5年生存率为99.5%，而恶性黑色素瘤转移后，其5年生存率下降至31.9%。国际癌症研究署公布的GLOBOCAN 2020的数据显示，我国非黑色素瘤皮肤癌的发病率约为14.32/10万，恶性黑色素瘤的标化发病率约为0.92/10万。近年来，皮肤癌的发病率以3%~8%的速度逐年上升，每10年增加2倍，对人类的健康造成了极大的威胁。

皮肤癌起病隐匿，癌前病变与原发皮肤病的症状高度相似，很难进行人工识别，极易造成皮肤癌的漏诊、误诊。由此可以推测，我国皮肤癌的实际发病率远高于当前公布的发病率。皮肤科医生每天接触大量的色素痣患者、皮肤癌患者和咨询者，普及皮肤癌的防治知识迫在眉睫且意义重大。让老百姓了解、掌握色素痣的恶变知识，有助于皮肤癌的早筛、早诊、早治，才有可能使患者的死亡率在未来呈下降的趋势，进而实现《"健康中国 2030"规划纲要》所提出的"到 2030 年将我国恶性肿瘤 5 年生存率提升 15 个百分点"的目标。

宁波大学附属第一医院是国家肿瘤规范化诊治中心首批建设单位。其皮肤科的学科带头人许素玲教授带领的团队专注于色素痣的风险管理、皮肤癌的早筛与早诊多年，承担多项省部级皮肤癌的研究课题，积极推动浙江省的皮肤癌早筛、早诊、早治工作，为广大的皮肤癌患者提供了高水平的诊断和治疗。许素玲教授带领的团队组织编写了这本《皮肤癌的真相：从痣说起》科普书。该书从最常见的良性皮肤肿瘤——色素痣到闻之色变的皮肤癌，从临床到日常的注意事项，全面介绍了常见的良性及恶性皮肤肿瘤的临床表现、识别方法、诊断与治疗等，把深奥的专业知识转化为通俗易懂的语言，让面对海量信息但难以甄别真假的患者一看就懂，快速找到自己需要的专业知识；同时，该书配有大量来自临床的真实图片，能更好地帮助读者理解文字所表达的内容。

这是一本浅显易懂的关于皮肤癌答疑解惑之书，能够帮助患者及其家属读后以积极的态度认识疾病，帮助基层的皮肤科医生更好地向大众宣传皮肤癌的相关知识，特别是认识色素痣恶变的迹象，了解如何防范皮肤癌的发生及正确处理，以提高患者的生存率和生活质量，减轻家庭和社会的负担。相信读者在阅读本书后可以收获良多。

高兴华教授
中国医科大学附属第一医院皮肤科教授
中华医学会皮肤性病学分会主任委员
中国医师协会皮肤科医师分会候任会长

前言

痣是人体皮肤和黏膜上一种常见的良性肿瘤。受各种危险因素的影响，部分痣会发生恶变而影响人类的健康，甚至危及生命。随着医学科学知识的普及，人们对痣的恶变风险及皮肤肿瘤的关注度也越来越高，越来越多的人通过各种途径去获取相关的知识，但有不少患者及其家属轻信各种偏方、秘方等，延误病情，错失治疗时机，或者因治疗不当而遗留色素异常、瘢痕等美容问题，殊不知不恰当的治疗会造成痣恶变等严重的后果。因此，了解痣的恶变风险及学习皮肤肿瘤的早期识别和防治知识显得非常重要。

本书是一本关于皮肤肿瘤知识的科普类读物，共分为 9 章。从良性的皮肤肿瘤色素痣讲起，介绍了痣的发病情况、起源、发展，各种类型的痣，良性皮肤肿瘤，癌前期皮肤病，恶性皮肤肿瘤，皮肤肿瘤治疗，皮肤癌的临床和基础研究的进展，以及常被提问的皮肤肿瘤的相关问题。

本书旨在通过通俗易懂的语言，让人们在轻松愉快的阅读中掌握皮肤肿瘤的相关知识，识别各种常见的皮肤肿瘤，及时接收皮肤变化所带来的信号，增强自我保健的能力。

本书的编者均为三级甲等综合性医院的临床医生，在痣的恶变风险管理，以及皮肤肿瘤的筛查、诊断、治疗、全程管理等方面均有着丰富的临床经验。本书对各种痣的特征、恶变风险因素、各种常见的皮肤癌的特征进行了通俗详尽的阐述，以帮助人们更加正确地了解色素痣与皮肤肿瘤，掌握防治方法，提高人们的生活质量，减轻家庭及社会的相关负担。

我们的初衷不是将读者培养成“皮肤肿瘤医生”，而是希望读者阅读此书后，可以更加客观、更加理性地认识色素痣和皮肤肿瘤，并对皮肤肿瘤的防治充满信心。

由于编写能力有限，书中难免有不足、疏漏甚至谬误之处，敬请各位同行和广大读者批评指正，以便再版时改正。

许素玲

2024 年 6 月

目 录

第1章 概 述

皮肤作为人体最大的器官，直接暴露于环境之中，其覆盖了整个身体，保护着我们体内的脏器和组织免受外界的侵害。皮肤由表皮、真皮和皮下组织组成。而表皮作为皮肤的最外层，由角质层、透明层、颗粒层、棘层、基底层构成。真皮包含由纤维、基质和细胞成分等组成的致密的结缔组织，同时有血管、淋巴管、神经等穿行其中。皮下组织由结缔组织和脂肪小叶构成，因此又称为皮下脂肪层，对外界起到了很好的缓冲作用。此外，皮肤附属器也是皮肤的重要组成部分，包括毛发、甲、皮脂腺、汗腺，其不仅修饰我们的形象，同时保护我们的身体，发挥皮肤的吸收、分泌和代谢等功能。

皮肤和皮肤附属器均可发生各种各样的肿瘤，生来就有或者出生后不久就出现的皮肤肿瘤为先天性皮肤肿瘤。部分先天性皮肤肿瘤，如血管瘤等，会随着婴儿的身体生长而慢慢长大，但到一定的年龄后又随着年龄的增长而消退。皮肤作为我们抵御紫外线、细菌、病毒、创伤等的第一道防线，当它的生长平衡被打破时，皮肤组织会出现异常增生和生长，就会出现后天的皮肤肿瘤。皮肤肿瘤可以是良性的，也可以是恶性的，而良性肿瘤易进展为恶性肿瘤者，被称为癌前期病变。随着人口老龄化的加剧，皮肤肿瘤的发病率尤其是恶性皮肤肿瘤的发病率也不断上升，皮肤肿瘤十分常见。同时，皮肤肿瘤容易被发现并能及时获得治疗，但头面部等暴露部位的皮损可影响外貌，对患者造成较大的困扰。在我们的日常生活中，要注意做好预防措施、增强意识、主动识别，发现有可疑的皮肤变化时，要及时就医，寻求专业医生的帮助，由医生评估判断、制定专业详细的治疗方案，要避免对良性皮肤肿物的过度担心，以及对恶性皮肤肿物的忽视，以免贻误治疗，从而造成严重的后果。通过早预防、早发现、早诊断、早治疗，可以提高皮肤肿瘤的治愈率，使我们拥有更健康的皮肤和生活。

第2章 痣的发病情况、起源、发展

2.1 你的身上有痣吗?

痣是人类最常见的皮肤病之一。

每个人或多或少都会有一些痣。大部分人可能不会把痣当成一种疾病来对待，认为是出生时就伴随的胎记，也可能是随着年龄的增长逐渐显现的。不同形状、不同分布的痣，仿佛是上天赋予我们每个人的独特标识，使我们在人群中显得与众不同。痣还有着丰富的文化内涵。在许多文化中，痣被赋予了特定的意义和象征。正是由于痣的存在太过于常见，常见到我们甚至忽视了，

痣是一种病。

色素痣的形成与遗传、环境、生活习惯等多种因素有关。它们不仅是皮肤的一种表现形式，也是人体内在状态的一种反映。从医学的角度来看，对痣的观察和分析，有时可以为我们提供有关身体健康的信息。

2.2 什么是色素痣?

色素痣是皮肤黑素细胞增生形成的一种良性皮肤肿瘤。是的，**它居然是一种肿瘤!**

皮肤是我们全身最大的器官。我们的人体所有的器官，都是由一个个细胞组成的。这些细胞在日夜新陈代谢的过程中，需要进行非常复杂而又精密的有丝分裂。这个过程一旦出现一点错误，就会造成俗称的“突变”。当然，我们的人体有着非常强大的监察功能，能够找出这些异常的细胞，但是总有一些漏网之鱼。这些异常的漏网之鱼在一起，就是医学上所说的“异质性”，也就造成了肿瘤的形成。皮肤作为一个器官，而且是唯一暴露在外、经历风吹日晒雨打的器官，也会发生突变，进而发展出皮肤肿瘤。并且，皮肤肿瘤的发病率是全身器官中最高的。肿瘤包含良性肿瘤、恶性肿瘤，色素痣就是其中最常见的良性皮肤肿瘤。谁会没有色素痣呢？

2.3 黑素细胞——我的痣里就有它！

色素痣的核心成分是黑素细胞。

黑素细胞来源于神经嵴，主要分布于皮肤基底层。这是全身黑素细胞最多的部位。正常的成人表皮中，黑素细胞与角质形成细胞按 1 ∶ 10 的比例存在于基底层。毛囊、大多数鳞状上皮细胞覆盖的黏膜、软脑膜及其他部位也有零星分布的黑素细胞。黑素细胞具有特殊的与亚细胞溶酶体相关的细胞器，也称黑素小体。其能合成酪氨酸酶。该酶能使酪氨酸转化成多巴，并使多巴进一步氧化，逐渐形成黑色素体，完成其黑色素化，产生一种不溶性色素，即黑色素。黑色素包括黑色或棕色的真黑色素和红色或黄色的现象黑色素。产生的黑色素的数量和类型决定了其物理化学性质，如高折射率。黑色素具有吸光和散射特性的基础。这种吸光和散射特性可以减少光对皮肤的伤害。这也就是黑素细胞最重要的功能，即保护我们的皮肤和皮下组织。如果没有黑素细胞，我们就非常容易被晒伤。这也就是白皙的人群更加容易被晒伤的原因。

黑色素的合成过程主要包括以下四期：I期，黑色素体含有腔内小泡；Ⅱ期，黑色素体沉积PMEL原纤维，在其上生成黑色素；Ⅲ期和Ⅳ期，黑色素体分别代表部分和完全黑色素化的黑色素体。不过，具体来说，黑色皮肤的人与白色皮肤的人相比，黑素细胞并没有数量上的差别，而主要在于黑色素体的大小和其在组织中的分布。黑色皮肤中的黑色素体较大，散在分布于角质形成细胞的细胞质中。而白色皮肤中的黑色素体较小，常相互结合，以复合物形式聚集在角质形成细胞的细胞核周围。如果白色皮肤的个体长期受到日晒，可刺激黑素细胞产生更大的黑色素体，这样就会使更多的黑色素体进入角质形成细胞的细胞质中，如此就使得白色皮肤的个体更加接近黑色皮肤的个体。

黑素细胞还有更加丰富的作用。在皮肤的其他部位，比如：在毛囊中，黑素细胞还能决定毛发的颜色，在代谢的过程中，去除有毒的副产品；在皮肤的毛发隆起区，也有黑素细胞；在我们的眼睛中，也有黑素细胞，它们决定了我们眼睛的颜色，也能保护眼睛，抵御紫外线的损伤，并且还参与了形成视觉的功能以及维甲酸的代谢；在耳蜗、大脑、心脏、脂肪组织、肺等也有黑素细胞，并且其有着各种已知的或者未知的生理功能。

在发挥各种正常生理功能的同时，我们皮肤内的黑素细胞逐渐向表皮移行，在一些偶然的情况下，黑素细胞就形成了色素痣。根据黑素细胞在皮肤中的深浅，会有不同的色素痣的表现：有的色素痣是平的，有的色素痣是凸出的，有的色素痣是黑色的，有的色素痣是蓝色的，也有不同深浅的褐色的。不同的色素痣的位置是不同的，这是色素痣的分类依据之一。

除了色素痣外，还有很多与黑色素相关的皮肤病。比如，黑素细胞产生过多的黑色素，或者黑色素的代谢过程出现问题，造成黑色素在局部组织聚集或滞留，就可能形成黄褐斑、雀斑、太田痣等皮肤疾病。那么，大家有想过色素减少会有什么情况发生吗？是皮肤变得白皙光滑了吗？其实也并不是。比如，局部皮肤的黑色素减少，可能形成白癜风、白化病、白色糠疹等疾病；还有一种自然情况——老年性特发性白斑，随着年龄的增长，也会产生斑驳的皮肤和头发。

2.4 色素痣的患病率是多少？

患病率是一个流行病学的概念，英文是 prevalence，指在某个特定时间内的研究人群中，某种疾病的新旧患病病例所占的比例。

色素痣的患病率简直是一个惊人的数据，除了新生的婴儿身上可能称得上无瑕外，色素痣几乎是一个人人都会有的问题，可以称得上“人各有痣”。但即使在新生儿中，也有 1%~2% 有先天性色素痣，也就是刚出生就有与生俱来的标志了。这种先天性色素痣有大有小，小的几乎可被忽略，但是巨大的先天性色素痣还是相当令人头疼的。后天性的色素痣也称获得性痣，一般在婴儿 6 个月后开始逐渐出现。据统计，普通成年人身上一般有 15~40 个色素痣，而长出新的色素痣并不是年轻人才有的“福利”，一直到老年期都有可能长出新的色素痣。

此时，大家可以数一数自己身上有几个色素痣，并且可以保持固定的频率来观察自身的色素痣。

如果色素痣有一些变化，就要引起重视了。

2.5 色素痣会有什么影响？

首先，从健康的角度来说，色素痣在初期是一个良性的皮肤肿瘤，并且恶变的概率是比较低的，大概是十万分之几。

但是色素痣有继续变化的可能，并且有些色素痣可能并不是单纯的痣，而是其他的皮肤肿瘤，良性的有脂溢性角化（俗称老年斑）、血管瘤等，恶性的有基底细胞癌、鳞状细胞癌、恶性黑色素瘤等。恶性皮肤肿瘤的发病率在所有器官的恶性肿瘤发病率中是最高的。

这些恶性肿瘤严重地影响了人体健康，甚至可危及生命。一个人一生中发生恶性皮肤肿瘤的概率是 1/5，其中表皮肿瘤占所有恶性皮肤肿瘤的 70%。全球每年新诊断的皮肤肿瘤例数大约有 150 万例。随着各种各样的环境变化等，皮肤肿瘤的发病率正以每年 4%~6% 的速度增长，其中恶性黑色素瘤是唯一发病率持续增长的恶性肿瘤。其他的恶性皮肤肿瘤，比如基底细胞癌、鳞状细胞癌等，很少造成患者死亡，而恶性黑色素瘤是“癌王”的有力竞争者，它是目前造成死亡的最主要的皮肤肿瘤。

一般而言，稳定的色素痣是无须治疗的。

在医学方面，评估色素痣的恶变体征包括：

①体积突然增大；

②颜色加深；

③表面出现糜烂、溃疡、肿胀、反复感染；

④自觉疼痛或瘙痒；

⑤周围出现卫星病灶；

⑥若色素痣位于肢端（掌跖）和易受摩擦的部位、直径大于 0.6cm，或者为特殊类型的色素痣，建议积极治疗。

对于患者来说，我们还有更简单的 ABCDE 法则，具体如下：

A（asymmetry）是指不对称性：恶性的色素痣是不对称的。

B（border）是指边缘不规则：边缘呈毛刺状生长，不整齐，不规则。

C（color）是指颜色不均：良性的色素痣的颜色是均匀的，可为黑色、蓝色、棕色等，恶性的色素痣可为黑蓝相间。

D（diameter）是指直径大于 0.6cm：如果痣的直径大于 0.6cm，或者短期内迅速扩大，可能为恶性的。

E（elevation）是指演变或增大：原有痣发生明显的变化，如增大、颜色或形状改变；也可能演变为新的症状和体征，如瘙痒或出血。一些早期的黑色素瘤的整个瘤体会有轻微的隆起。

掌握这个 ABCDE 法则，我们就能基本掌握如何自我监测色素痣的变化。

我们再来讲一讲美观的需求。在现代社会，随着经济社会的发展，人们在解决基本的温饱问题后，对美的要求也越来越高，因此在皮肤科门诊，就诊的求美者也越来越多。美是一个非常主观且动态的定义，在皮肤科疾病中，许多疾病对健康的影响不大，但是对美观的影响很大，比如色素痣、雀斑、太田痣、黄褐斑等，通常有很好的治疗方法。所以，对于这类患者，及时到正规医院就诊，可以获得非常好的效果。

判断是好痣还是坏痣，要以科学为重。

（范　欣）

第3章 各种各样的色素痣

3.1 痣细胞痣

痣细胞痣（图 3.1.1）又称黑素细胞痣，是起源于黑素细胞的一种良性皮肤肿瘤。痣细胞的发展过程通常包括发展、成熟及衰老等几个阶段，伴随年龄的增长，痣细胞逐渐由表皮移入真皮：分布在表皮和真皮交界处的，叫交界痣；位于真皮内的，叫皮内痣；两者都有的，叫混合痣。交界痣、混合痣和皮内痣可以是同一种痣在不同时期的不同表现，在婴儿期或儿童期通常是交界痣，随着年龄的增长，黑素细胞逐渐进入真皮内，然后完全进入真皮，最后成为皮内痣。

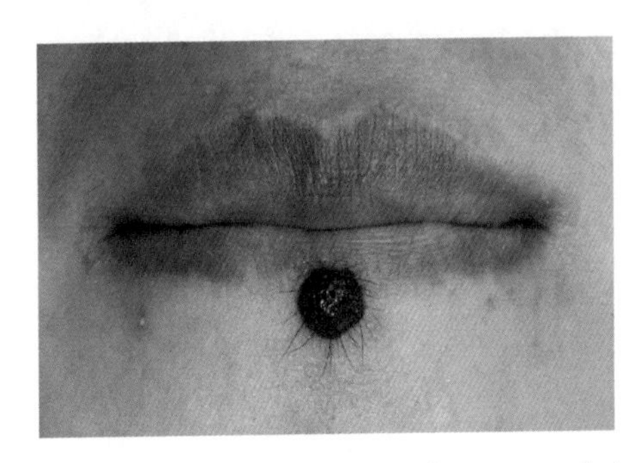
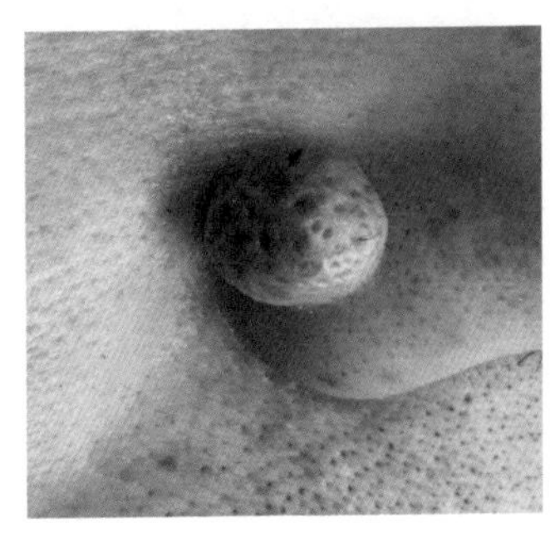

图 3.1.1　痣细胞痣

交界痣属于痣细胞痣的一种，处于黑素细胞痣的早期发育阶段，大多数在婴幼儿期和儿童期出现。其表现为边界清楚，呈淡褐色或黑色的斑点。至青春期后，大多数交界痣转变为皮内痣。这些痣一般会不会发生恶变。**只有发生在手掌、足底以及外生殖器的交界痣保持至成年，**这些部位的交界痣才有潜在的恶变可能。

皮内痣一般突起于皮肤，呈半球形，有的表面有毛发。通常这种痣恶变的可能性比较低。

3.2 甲下黑线等于甲下黑色素瘤吗？——甲母痣

甲下黑线等于甲下黑色素瘤吗？

不一定，可能是甲母痣。

甲母痣（图 3.2.1），是长在甲母上的痣，分为先天性和获得性两种，目前的病因尚不明确，但与遗传因素有一定的关系。甲母是指甲根部的白色组织，甲半月是甲母远端的部分，其他部分在皮肤下面，甲母有黑素细胞。黑素细胞由于内外因素发生异常增生，聚集成团，即可在甲母上出现黑斑。

甲母痣通常呈现黑色或棕褐色的色带，像是指（趾）甲下方出现了一条黑线。有些人的这类黑线可能随着生长逐渐变宽，色泽变深，甚至导致整个甲面变成黑色。甲母痣可能出现在手指甲或脚趾甲的任何部位，且任何年龄层均可发生，一旦出现，就会像皮肤色素痣一样呈现持续的黑色，有时也会出现色素随时间减淡甚至自发消退的情况。

甲母痣是一种良性病变，但存在恶变的可能。这是由于甲母痣是源于指（趾）甲母质的一种交界痣，而交界痣易发生恶变，特别是位于肢端的甲床更容易受到外界刺激。大家在生活中要多警惕！

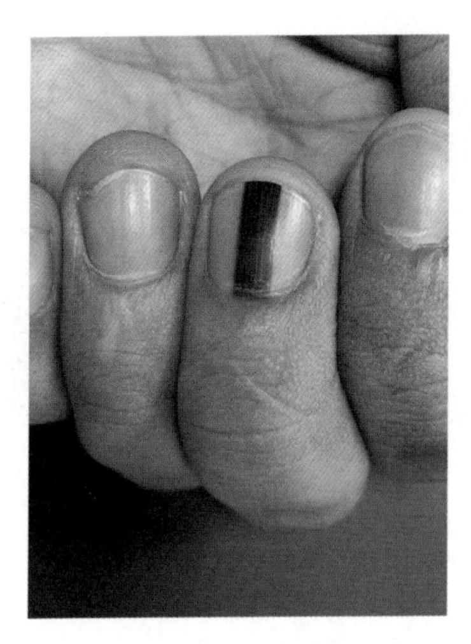

图 3.2.1　甲母痣

3.3　蓝色的痣——蓝痣

痣都是黑色的，或者褐色的吗？

不是的，还有蓝色的痣。你见过吗？你了解吗？

蓝痣（图 3.3.1），又称良性间叶黑色素瘤、蓝神经痣、色素细胞瘤、黑素纤维瘤、良性间充质黑瘤等，系由蓝痣细胞组成的一种良性瘤。蓝痣由真皮内异常的黑素细胞聚集导致，较为少见。蓝痣多伴有色素痣、心脏黏液瘤、皮肤黏膜黏液瘤，并与结节性肥大细胞增生相关。其组织学与色素细胞、肥大细胞有一定的关系。

蓝痣以女性多见，常自幼发生，好发于面部、四肢伸面的皮肤，特别是手足背面以及腰和臀部等，偶见于结膜、口腔黏膜、前列腺和子宫颈等处。其常为单个，也可多发，为蓝色、灰蓝色、蓝黑色的丘疹、结节或斑片，直径为数毫米至数厘米。

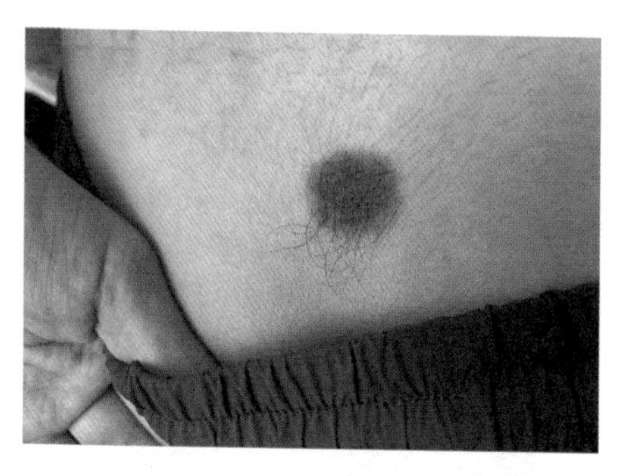

图 3.3.1 蓝痣

3.3.1 蓝痣的分类

蓝痣包括普通蓝痣、细胞蓝痣、联合蓝痣和恶性蓝痣等。

3.3.1.1 普通蓝痣

普通蓝痣多见于女性，通常是后天性的，自幼发生，好发于面部、四肢伸侧，尤其是手背以及腰臀等处。皮损多为单个，偶或数个，直径较小（一般为 3~10mm），为蓝色、灰蓝色或蓝黑色的丘疹或结节，顶圆，表面光滑，质地坚实，可融合成片，界限清楚。其黑素细胞分布在真皮下 1/3 处，好发于手臂和足背、面部、四肢侧面，腰、臀等处也可发生。普通蓝痣不发生恶变，终身不消退。

3.3.1.2 细胞蓝痣

细胞蓝痣比较罕见，以女性多见，一般出生时即存在。表现为大的蓝色或蓝黑色、质地相当坚实的结节，直径通常为 1~3cm 或更大。表面光滑或呈多叶状，皮损好发于骶尾区及臀区。面积大者，常伴有多发性卫星灶，可以发生恶变。

3.3.1.3 联合蓝痣

蓝痣可与痣细胞痣联合存在，通过组织病理学可以区分出两种痣细胞。

3.3.1.4 恶性蓝痣

在细胞蓝痣的基础上发生的恶性黑色素瘤，为恶性蓝痣。

3.3.2 蓝痣需要治疗吗？

根据临床特点，对蓝痣做出诊断不难，但确诊需结合病理检查结果。

一般蓝痣的直径 <1cm。稳定多年无变化者，通常不需治疗。

对于直径≥1cm，近期突然出现蓝色结节，或原有蓝色结节扩大者，应进行手术切除；对于突然扩散的结节性蓝痣，需进行组织病理学检查。切除的深度应包括皮下脂肪，以保证完全去除异常的黑素细胞。若组织病理学检查证实已有恶变，应按恶性黑色素瘤的治疗原则进行处理。

斑块性蓝痣如有可疑的改变，需定期检查并考虑切除。

细胞蓝痣因有恶变的可能，一般应行切除。皮损切除应达皮下脂肪，以确保切除完整。

3.4 长在白斑中间的痣——晕痣

如果你身上黑色的痣周边变白了，你是不是很担忧?

别怕，这是晕痣（图 3.4.1），也称 Sutton 痣、获得性离心性白斑病、痣周白癜风。其发病率大约为 1%，发病无种族、性别差异，但可能有家族性倾向。

晕痣在儿童和青少年中常见，平均的发病年龄为 16 岁，好发于躯干部位，尤其以背部多见，偶发于头面部。典型的皮损特征为：原有的色素痣周围出现环形的色素脱失斑。绝大多数晕痣的中心痣为直径 4~5mm 的红 - 黑褐色丘疹；周围的白晕呈圆形或椭圆形，宽度为 0.5~5.0cm，颜色均匀一致，边界规则；色素脱失发生于数天或数周内，白晕一旦形成，就不再扩大，患者无任何自觉症状。

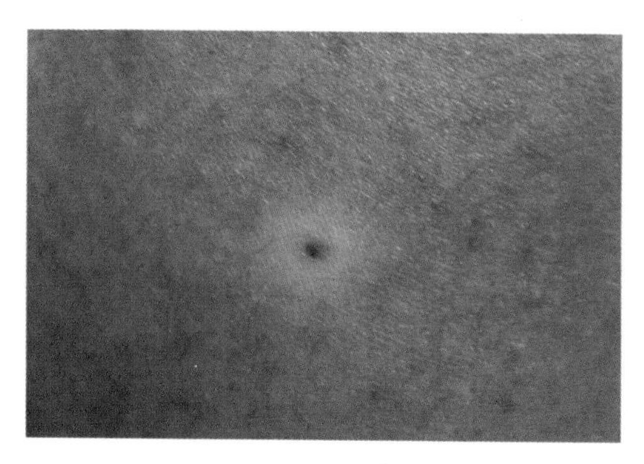

图 3.4.1　晕痣

3.4.1　晕痣的发生发展

晕痣的发生发展可分为 4 个阶段。

第Ⅰ阶段，典型的晕痣出现，即黑褐色痣周围绕以色素脱失斑。

第Ⅱ阶段，中心痣色素减退，表现为粉红色丘疹，周围绕以白晕。

第Ⅲ阶段，中心痣消失，只剩下环形的色素脱失斑。

第Ⅳ阶段，色素恢复，不留痕迹。

但并非所有的晕痣均经历这 4 个阶段，以第Ⅰ阶段最为多见。部分晕痣患者的中心痣在数月或数年后自发消退，少数患者的白晕也随之消失，但绝大多数白晕持续存在。

除了上述晕痣的典型表现外，有些晕痣还可表现为炎症角化、中心痣色素加深或巨大晕痣等少见的临床表现。

3.4.2　晕痣是怎么产生的？

为什么身上的痣周边变白了？是得了白癜风吗？

晕痣是怎么产生的？根据痣细胞区伴有大量细胞毒性 T 细胞浸润以及部分患者体内可检测到抗黑素细胞抗体的事实，多数学者认为，晕痣的发病机制应与经典的白癜风的发病机制相同，即：痣细胞内某些抗原物质在内外刺激因素作用下发生不典型改变，诱导自身免疫细胞对其发起“攻击”，继发交叉免疫的同时“攻击”痣周围正常的黑素细胞，最终导致局部痣及痣周围皮肤内黑素细胞的缺失。

另外，晕痣与某些疾病、药物有关。

3.4.2.1 晕痣与白癜风

白癜风是一种色素脱失性疾病，以表皮黑素细胞缺失为特征。关于晕痣和白癜风的关系目前尚存在争议。晕痣和白癜风都是后天获得性色素脱失性疾病，病因目前尚不明。晕痣的中心色素痣完全消退时，其组织病理特征与白癜风类似。而且，晕痣常伴发白癜风，但在发生率方面，文献报道不一，有数据统计为1%~47%；泛发性白癜风也常伴发晕痣。因此，有学者认为，晕痣是白癜风的一种，即晕痣型白癜风。

3.4.2.2 晕痣与黑色素瘤

黑色素瘤的发展过程中常伴有皮肤色素减退的现象，自发退化性黑瘤周围、黑色素瘤术后及转移灶周围常出现白晕现象，患者的身体其他部位出现晕痣或白癜风样表现。而且，在晕痣患者中发现了黑色素瘤细胞的胞质循环抗体，认为晕痣的黑素细胞和恶性黑色素瘤有抗原相似性，提示晕痣与黑色素瘤存在一定的关系。因此强调，对于晕痣患者，要仔细检查，以排除黑色素瘤。近年发展迅速的皮肤镜技术可用于晕痣和黑色素瘤的鉴别诊断。

3.4.2.3 晕痣与药物

使用 β-1α 干扰素、抗 TNF-α 单克隆抗体（英夫利昔单抗）、甲磺酸伊马替尼后可能会出现晕痣，甚至停药后晕痣持续存在，具体的发生机制目前尚不明。

3.4.3 晕痣的诊疗

良性黑素细胞痣周围出现环形的色素脱失斑，即可诊断为晕痣。白晕现象可发生于先天性黑素细胞痣和多种获得性黑素细胞痣的周围，最常见的为复合痣和皮内痣，也可见于蓝痣、Spitz痣、恶性黑色素瘤等。

晕痣中心痣周围的白晕均匀一致、对称分布，呈良性表现，可不予治疗，建议患者定期复查。若影响容貌，也可手术去痣，但除去痣后，白晕不一定能复色。

3.5 先天性巨大色素痣

先天性巨大色素痣（图 3.5.1）简称巨痣，病因尚不清楚，发病率约为 1/20000，出生时即存在，且病损面积超过 144cm^2，或直径超过 20cm，或躯干及四肢上的面积超过 900cm^2，对于儿童则不小于体表面积的 5%。

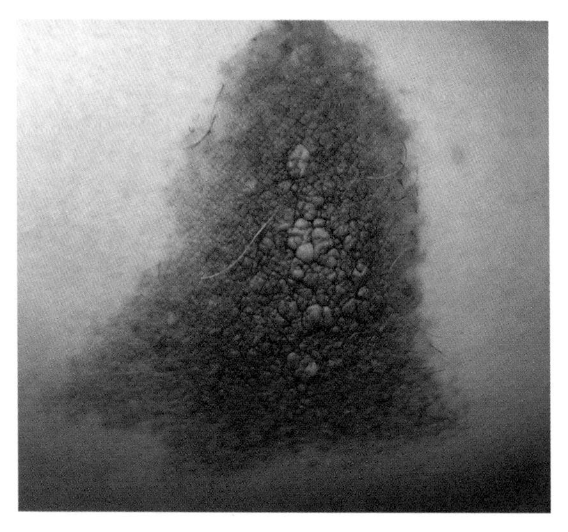

图 3.5.1 先天性巨大色素痣

3.5.1 如何识别是否恶变？

在先天性巨大色素痣的发病率上，女性高于男性，出生时即有；大多数分布在躯干部，部分位于头颈部和手足部。其多为良性进展，但恶性黑色素瘤的发生风险高达 6.3%。对于病损位于易受摩擦的部位或损伤部位的先天性巨大色素痣，更要警惕恶变的可能；青少年和儿童以及病损面积的最大直径 >40cm 时，恶变的风险最高。如果发现病损面积迅速变大、颜色加深且发亮、表面毛发脱落、病损周围发红、表面有破溃，甚至形成经久不愈的溃疡、附近淋巴结肿大、出现新卫星病灶、病损出现瘙痒疼痛等症状时，提示先天性巨大色素痣有恶变的倾向，应及时到医院就诊。

巨痣可能合并神经皮肤黑变病，但罕见，患者有可能出现精神神经症状，如脑水肿、颅内压升高、癫痫、精神改变、发育障碍等，通常在 2 岁前出现。另外，也可能出现其他与巨痣相关的器官异常，比如全身性脂肪过多症、颅骨过度增生肥大、肢体萎缩、软组织发育异常致骨骼生长不对称、脊柱侧凸、尿道畸形、毛细血管畸形、咖啡牛奶斑、异位蒙古斑、纤维上皮性息肉，部分中枢神经系统畸形，如蛛网膜囊肿、脊柱闭合不全、小脑星形细胞瘤及 Dandy-Walker 畸形等，色素痣的病损处或远位皮肤出现褪色。其中，肢体萎缩相对常见，考虑四肢皮下脂肪被黑色素细胞代替所致。

3.5.2 治　疗

关于先天性巨大色素痣的治疗，不同的患者的治疗方案亦不同，要考虑外观、社会心理、功能及恶性转化的风险等因素。

目前主要包括阶段性的切除移植、刮除术、激光照射以及密切观察病情等保守治疗。手术切除能在皮肤层彻底切除病灶，是目前疗效较好的治疗方法，亦可采取完全切除真皮并应用人工真皮修补的方案。对于面部有巨大色素痣患者，这个方案可有效改善容貌。但是手术治疗是否能降低患黑色素瘤的发生风险，目前尚不明确。

3.6 兽皮痣

兽皮痣（图 3.6.1）是先天性黑素细胞痣中的一种，是皮肤组织在发育时异常增生的表现，在皮肤表面出现形状和颜色的异常。黑素细胞痣大小不一，小的几毫米，直径在 20cm 以上者，为巨大型黑素细胞痣。有些患者甚至有大部分躯干或整个肢体均被大片黑素细胞痣覆盖，表面常有多数粗黑毛发，此时称为兽皮痣。

兽皮痣表现为黑痣呈褐色或黑色斑块，外面有粗黑毛，如兽皮一样，常发生于一侧头、面或颈部。这种先天性的巨痣，会随年龄的增长，由皮肤的浅层向深层发展，面积也会增大，可扩至全身表皮，存在恶变的可能。

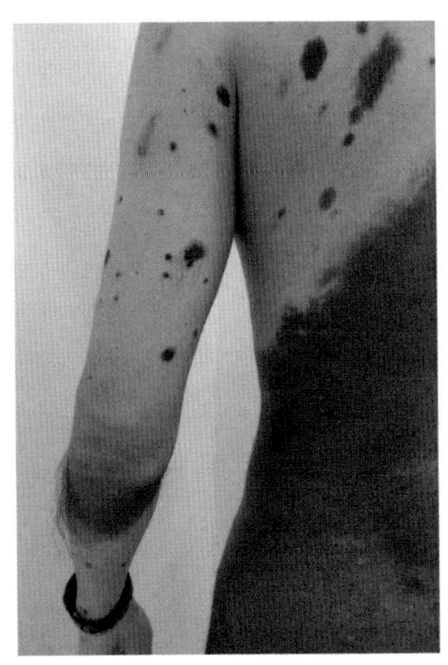
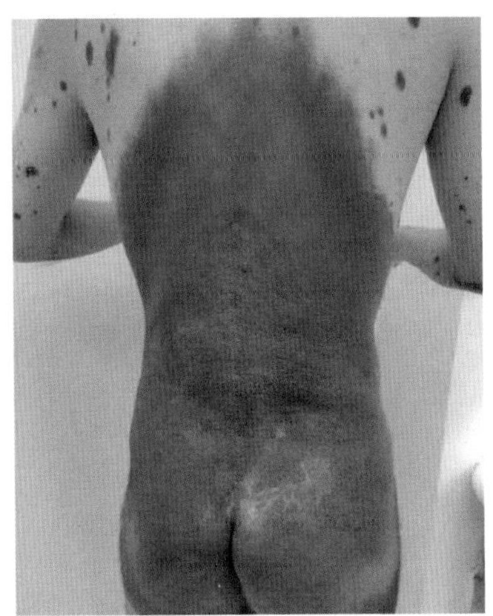

图 3.6.1　兽皮痣

3.6.1 如何识别是否恶变？

我们如何判断兽皮痣是否发生了恶变呢？

第一，注意面积形态变化：痣的面积突然在短时间内增大、变形，与皮肤外界的边缘变得参差不齐。

第二，注意颜色变化：痣体的颜色发生改变，如变深、变黑等现象。

第三，表面变化：痣体表面变得不光滑，隆起或是脱屑，出现水肿、糜烂、溃疡，甚至出血。

第四，当自我感觉局部瘙痒、烧灼感、按压疼痛，或是周围突然出现很多黑痣、黑色结节，都预示着兽皮痣有恶变的可能。

3.6.2 注意事项有哪些？

当我们得了兽皮痣，平常应注意哪些事项呢？

第一，巨型兽皮痣是一种先天性疾病，治疗较为困难，应当重视它。

第二，平时不要摩擦、腐蚀、刺激兽皮痣，避免造成恶变。

第三，对突然增大、颜色加深、表面粗糙角化的兽皮痣，应特别重视，及早去医院请医生治疗。

第四，治疗兽皮痣时，患者一定要选择正规专业的医院，切勿擅自用药或偏方治疗，以免治疗不当而加重病情。

3.6.3 治　疗

巨型兽皮痣有一定的概率变成恶性黑色素瘤，主要发生在兽皮痣患者的青春期这个阶段。建议兽皮痣要及早治疗，以免带来不可挽回的伤害。对于暴露在外、易受摩擦刺激的兽皮痣，一定要高度重视，**如果短期内发生增大、颜色加深、溃烂、边缘色素脱失、疼痛等现象，**建议及早去正规医院就诊检查，判断兽皮痣是良性的还是恶性的，以便早期治疗。

3.7 裂开的痣——分裂痣

在临床上，有一种裂开的痣，叫分裂痣，顾名思义，就是分裂开的痣。那么，是一个痣分成两半吗？它是什么时候分成两半的呢？

分裂痣是一种少见的先天性色素痣类型，因出现在胚胎期的分离部位，其皮损呈现特殊的形态而命名。

3.7.1 眼睑分裂痣

眼睑分裂痣（图 3.7.1）就是黑色素痣分别生成在上下眼睑，在胚胎发育时期，上下睑尚未分开，当眼外胚叶发育成熟后，上下睑之间的睑裂形成，则将痣一分为二。闭眼时合二为一，睁眼时黑痣则分开，临床上也称之为“对吻痣”或“熊猫痣”。色素痣一旦累及睑缘，其切除与修复都变得相对困难，睑缘一旦被切除，很难再造其自然形态，因此，**建议在儿童时期就进行手术，缺损修复的面积相对较小。**

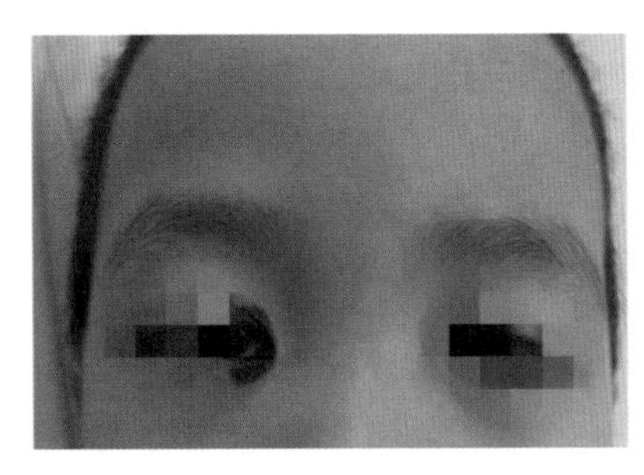

图 3.7.1 眼睑分裂痣

3.7.2 阴茎分裂痣

阴茎分裂痣，是一种发生于阴茎包皮及龟头的先天性色素痣。在阴茎勃起时皮损以冠状沟为界分为两个大小、形态相似的“镜像痣”，萎缩时两个痣互相吻合而形成一个完整的病变，故称分裂痣。阴茎分裂痣常位于背侧面，面积大，多累及真皮层深部，激光治疗的效果不佳。目前，大多数学者认为，对于有色人种，建议采用手术切除。手术切除的深度应达皮下组织，切除范围超过病灶边缘 2~3mm，以达到完全根治的目的。

3.8 黑头粉刺会变成痣吗？——黑头粉刺痣

长的像黑头粉刺一样的痣，你可见过？是黑头粉刺病变形成了痣吗？

黑头粉刺痣是我们通常所理解的“痣”吗？

它，其实是一种单侧分布的先天性毛囊发育异常，外观表现为群集的黑头粉刺样丘疹性损害，所以它又称为毛囊角化痣、痤疮样痣、单侧性黑头粉刺痣、角化性毛囊痣。黑头粉刺痣（图 3.8.1）的概念由 S.Kofmann 于 1895 年第一次提出。本病系先天性毛囊畸形所致，症状通常于出生时就已存在，也有在儿童期才发病者，通常 10 岁之前发病，至青春发育期病情加重，成年后皮损发展滞缓，一般不会自行消退。

黑头粉刺痣的特征性皮损表现为：群集的黑头粉刺样丘疹、脓疱、囊肿、结节，部分中央有黑色角质栓，可簇集成斑块，呈线状、带状或不规则状排列，部分破溃遗留瘢痕，中间有正常的皮肤。大部分黑头粉刺痣发于面部、躯干、颈部，通常面积较小，如对于宽约 2cm 的带状皮损，泛发者可波及半侧躯体。

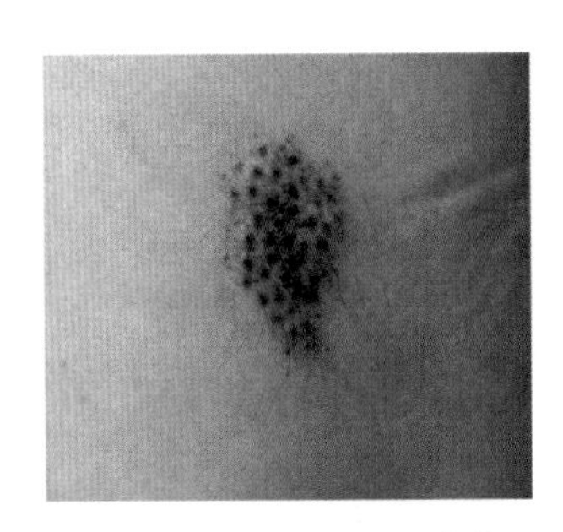

图 3.8.1 黑头粉刺痣

本病临床少见，无性别差异，通常无明显的自觉症状，或偶有轻度瘙痒。本病可仅见皮肤粉刺痣样改变，也有并发系统性病变者，称为黑头粉刺样痣综合征，包括中枢神经系统、骨骼、皮肤及眼部损害。成年患者需要与寻常痤疮和毛周角化病相鉴别，前者多好发于青春期、皮脂分泌旺盛的部位；后者常有家族发病倾向，皮损对称分布，成年后可缓解或消退。幼年发病者需与婴儿痤疮相鉴别。

本病确诊后，一般无须特殊治疗，可酌情给予对症处理，若出现继发感染，可给予口服或外用抗生素，若发生于暴露部位，对有美容要求且皮损面积小者，也可考虑激光或手术治疗。去除后，有的可痊愈，有的可复发。

3.9 表皮痣

表皮痣是由皮肤或黏膜的上皮细胞局限性良性增生所形成的错构瘤，分为器官样型表皮痣和非器官样型表皮痣。狭义上，表皮痣则专指非器官样型表皮痣。本病为一种先天性皮肤病，临床上并非罕见，新生儿中的发生率约为 1‰，男女的发病概率相等，且无种族差异。

3.9.1 非器官样型表皮痣

非器官样型表皮痣按皮损的形态和累及的范围分为三型：局

限型、泛发型、炎性线状表皮痣。

临床上，其常表现为淡黄色至棕黑色疣状损害，其大小、形态及分布各不相同。开始为小的角化性丘疹，逐渐扩大，呈密集的角化过度性丘疹，灰白色或深黑色，触之粗糙坚硬，排列成斑块或线状，皱襞处的损害常因浸渍而较软。病变可位于身体的任何部位，如头部、躯干或四肢，一般无自觉症状。皮损发展缓慢，至一定的阶段时即静止不变。表皮痣大多于初生或婴儿期发病，以局限型常见，很少演变为其他的皮肤肿瘤，偶有继发基底细胞癌、鳞状细胞癌、角化棘皮瘤等肿瘤的相关报道。本病若发生恶变，常见于中老年患者，在青春期前者罕见。表皮痣偶有伴发其他器官异常，包括各种各样的眼、神经、骨骼、心血管及泌尿生殖器的畸形或（及）异常，称为表皮痣综合征。

3.9.2 需与局限型表皮痣相鉴别的疾病

1. 脂溢性角化病

脂溢性角化病好发于老年人的曝光部位与胸背部，皮损表现为大小不一、深浅不等的扁平隆起性褐色丘疹，被覆可剥除的油腻性鳞屑，剥除损害基底后不易出血。

2. 光化性角化病

光化性角化病是由长期日光暴露损伤皮肤所引起的一种癌前期损害，好发于老年人的曝光部位，皮损表现为大小不一、深浅不等的扁平隆起性丘疹与斑块，表面干燥，被覆不易剥离的附着性鳞屑。

3. 寻常疣

寻常疣由人乳头瘤病毒感染所致，为孤立、散发的大小不等的灰褐色、棕色或皮色疣状丘疹，多发生于手背、手指、足和甲缘处。

3.9.3 需与呈线状分布的表皮痣相鉴别的疾病

1. 线状苔藓

线状苔藓是多见于儿童的自限性线状炎性皮肤病，起病突然，多为单侧受累，表现线状苔藓样丘疹。

2. 线状或带状扁平苔藓

线状或带状扁平苔藓同样多见于儿童，典型的皮损表现为线状排列的紫红色的扁平丘疹，连续或断续排列，沿皮节、血管、神经或 Blaschko 线分布，有瘙痒感，可见 Wickham 纹，可合并口腔黏膜损害及甲损害。

3. 线状皮炎

炎性线状表皮痣的皮损发红，瘙痒剧烈，发生在皱褶部位的尤为严重，常搔抓而致糜烂、渗出、结痂。

3.9.4 炎性线状疣状表皮痣

炎性线状疣状表皮痣是表皮痣的一个特殊类型，病因尚不清楚，无明显的遗传倾向。初发时常为细小散在的红斑、丘疹或疣状丘疹，随着时间的推移，皮损渐增多、扩大和融合，常局限于身体一侧，伴有顽固性瘙痒，上有鳞屑或结痂。

1. 特点

特点有：①发病年龄早；②男女比例约为 1 ∶ 4；③通常侵犯躯体左侧；④瘙痒显著；⑤皮损顽固难治；⑥组织病理学表现为炎症性或银屑病样改变。

2. 临床上需与其相鉴别的疾病

临床上需与以下疾病相鉴别：①线状扁平苔藓，紫红色多角形扁平丘疹簇集呈线状排列；②线状苔藓，苔藓样或银屑病样丘疹，多无自觉症状；③线状汗孔角化病，皮损边缘往往有堤状角化性隆起。

3.9.5 治　疗

治疗表皮痣时可外用角质剥脱剂、维 A 酸、5- 氟尿嘧啶、糖皮质激素、口服维生素A等。

单纯的药物治疗的效果不确定且周期较长，系统使用有一定的不良反应。治疗应权衡利弊，液氮冷冻、CO_2激光、皮肤磨削等亦可单独或联合药物一起使用。

手术是目前较为有效的治疗方法：对于小的局限型皮损，手术切除后直接缝合；对于大的皮损，分次切除后，皮瓣转移修补或植皮的效果良好，为减少复发，切除深至皮下脂肪层。

3.10 色素性毛表皮痣

色素性毛表皮痣是一种获得性色素沉着性皮肤病，由S.William Becker在1949年首次报告，故又称Becker痣（Becker Nevus，BN）。本病好发于儿童后期和青春期，以男性多见，皮损多为单侧，常累及胸部、背部及肩胛区。

BN的病因尚且不完全清楚，目前考虑和下面两个因素相关：①激素。雄激素敏感性被认为是发病机制的主要因素之一。②遗传。部分学者认为本病是常染色体显性遗传病，但BN的遗传基础尚未明确。

BN的典型皮损表现为边界清楚但形状不规则的浅褐色至深褐色色素沉着斑片，色斑表面可见毛囊性丘疹。随着年龄的增长，斑片逐渐增大，往往发展成地图样损害。皮损出现1~2年后可有毛发生长，但在儿童和部分成人患者身上多毛症可不明显。皮损多为单侧，可能右侧肢体较为多发，病变常累及胸部、背部及肩胛区，少数可有双侧皮损，或累及颌面部、下肢等不典型的部位。

BN可并发同侧乳房发育不全或其他皮肤肌肉骨骼异常，称为“Becker痣综合征”，也可并发脊柱侧凸、多乳畸形、双侧肢体不对称等，所有并发症均与BN的发病部位有关。值得注意的是，发生在颌面部的BN，可累及皮肤、骨骼、牙龈等多个部位，称为HATS综合征。

除多毛症外，BN 还可伴发痤疮样病变、花斑癣、皮脂腺痣、基底细胞癌、扁平苔藓、白癜风、贫血痣、神经纤维瘤病、淋巴瘤样病、鱼鳞病等相关的皮肤病，但罕见。

传统的治疗主要以手术切除后植皮治疗为主，或选用液氮、化学磨削治疗，但效果往往不佳，且瘢痕的发生率高，创面易受感染。可选用激光治疗，其中，694nm 是治疗 BN 的最佳波长。该波穿透较深且被氧合血红蛋白吸收少，对周围组织损伤少，但复发概率高。755nm 的长脉宽激光由于脉冲持续时间较长，激光能量可传导至周围的毛囊组织，破坏毛囊干细胞，将毛发去除，达到永久性毛发减少的效果，同时也可使皮损中的黑色素竞争性吸收激光能量，从而减轻皮损的颜色，但部分患者可有轻度的色素减退。

3.11 Spitz 痣

Spitz 痣（图 3.11.1），是一种黑素细胞痣，又名良性幼年黑色素瘤或梭形细胞痣、上皮样细胞痣，是混合痣的一种异型，其常见于儿童和年轻人，但也可发生在任何年龄。

Spitz 痣具有独特的外观，通常类似于光滑或粗糙表面的凸起的圆顶。大多数的直径 <1cm，一般常见单发，少数多发。经典的临床表现为因缺乏黑色素而形成淡粉红色半球形丘疹，呈红褐色、褐色、炭黑色。临床上需要与血管瘤、化脓性肉芽肿、皮肤纤维瘤、黑素细胞瘤鉴别。

虽然大多数 Spitz 痣是良性的，但它们与黑色素瘤的组织学相似性使得准确诊断具有挑战性。一些 Spitz 痣可能表现出类似黑色素瘤的非典型特征，在极少数的情况下，黑色素瘤可以与 Spitz 痣共存或在 Spitz 痣中发展。

对于患有 Spitz 痣的人来说，定期的皮肤检查和监测变化是很重要的。如果对 Spitz 痣的外观或变化有担忧，可定期至皮肤科就诊。

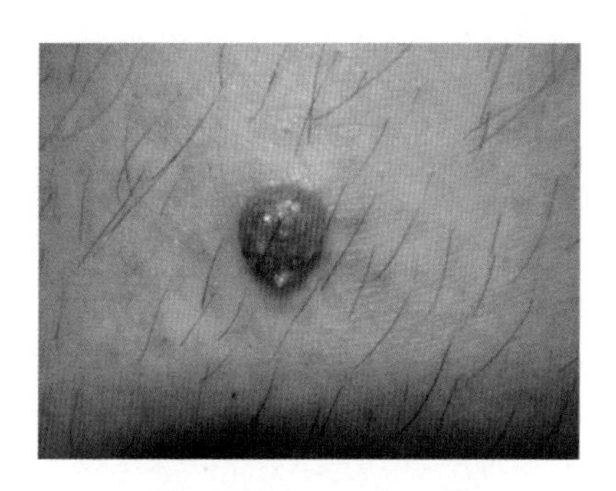

图 3.11.1 Spitz 痣

[图片来源：陈佳，宋勋，宋宁静，等 . 成人 Spitz 痣 [J]. 临床皮肤科杂志，2013，42（6）：354-356.]

3.12 斑点状簇集性色素痣

斑点状簇集性色素痣为先天性色素痣的一种特殊类型，出生即存在或出生后不久发生，逐渐扩大。这个痣较为少见，皮损可发生在小腿、上腹部，表现为密集排列的褐色至黑色丘疹，丘疹中心往往可见毳毛。可分为 3 种类型：Ⅰ型表现为簇集的毛囊性黑色丘疹形成一个斑块；Ⅱ型表现为簇集分布的色素斑或丘疹；Ⅲ型表现为色素斑片上密集分布雀斑样斑点。

本病需与斑痣鉴别，斑痣亦为先天性痣，通常在 1 岁左右发生，皮损特征是在浅棕色或褐色斑的基础上出现多个深色的色素斑或小的丘疹，不与毛囊一致。

斑点状簇集性色素痣的恶变率低，多不需特殊处理，对影响美观者可择期手术切除。

3.13 到底是斑，还是痣？——斑痣

我们在现实中能看到一大块褐色斑，又有褐色小点。到底是斑，还是痣？临床上，有个诊断，叫斑痣！

斑痣（图 3.13.1），又称为斑点状雀斑样痣，与日光暴晒无

关，并不少见，在正常成年人中的发病率为 2.3%，无性别差异，出生时就存在或生后不久出现。皮损呈淡褐色，边界清楚，其上常有散在深褐色小斑或斑丘疹，可发生于任何部位的皮肤，但多见于躯干、四肢，无自觉症状，随年龄的增长，其可增大，斑的直径不等，巨大型斑痣可呈节段性或带状分布。

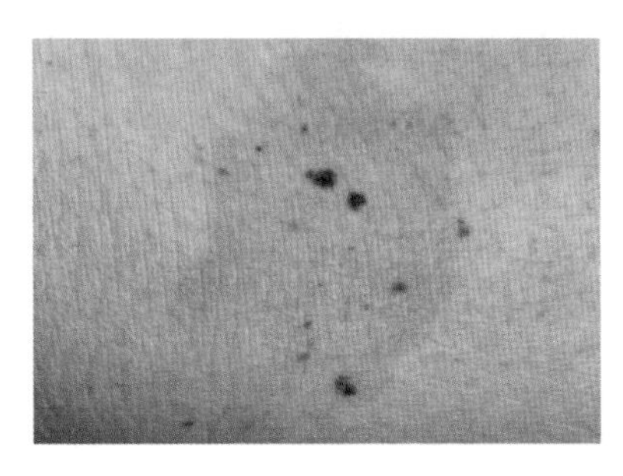

图 3.13.1　斑痣

我们日常需要与咖啡色斑、色素性毛表皮痣相鉴别。①咖啡斑：为淡褐色斑，斑上无深褐色斑点或斑丘疹，可能有神经纤维瘤病的其他的临床表现，不呈节段性分布等。②色素性毛表皮痣：色素斑中不会有深褐色斑点，随年龄的增大，皮损表面出现粗毛。

本痣一般不需治疗。若要治疗，可用开关式脉冲激光和强脉冲激光治疗。

3.14　太田痣

太田痣（图 3.14.1）是一种真皮色素增加性疾病，又称眼上腭部褐青色痣、眼真皮黑素细胞增多症，是一种波及巩膜和同侧面部三叉神经眼支、上颌支走行部位的面部皮肤的蓝褐色斑状的色素性疾病。

皮损常为淡青色、灰蓝色、褐青色甚至蓝黑色的斑片，斑片中央色深。大部分患者出生后即有，少数在青少年中发病，不会自行消退，多见于亚洲人和黑人，中国人群的发病率为

0.2%~0.6%，女性多发，男女比例约为1 ∶ 267。

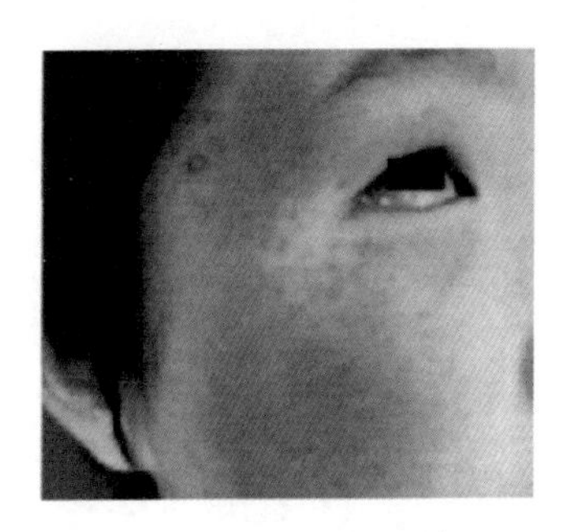

图 3.14.1 太田痣

[图片来源：袁小英，江丽，杨健，等. 双侧太田痣1例[J]. 临床皮肤科杂志，2008，37（8）：529.]

目前，太田痣的发病机制尚不完全清楚，存在以下三种假说：①胚胎时期黑素细胞凋亡异常；②黑素细胞由真皮向表皮迁移时受到阻碍；③真皮内的黑素细胞产生活化的黑色素。

太田痣多分布于三叉神经支配区域，临床上常见的是眼周－颞部型、颧－鼻唇沟型、眼周－颧－颊－颞型，而单纯发生在额部者相对少见，几乎全部为单侧分布，偶见双侧受累。皮损常由针尖大或数毫米大的斑点融合而成，面积可从几平方厘米至单侧大面积受累。太田痣的色素不均匀，边界不规则，斑片颜色可为浅褐色、灰蓝色至黑褐色，中间可间杂正常的皮肤。位置越浅，呈现出来的颜色多接近黄色、棕褐色；位置越深，颜色多呈灰蓝色。皮损颜色的加重因素有日晒、月经期、妊娠等。

太田痣分为浅在型（色素细胞位于真皮浅层，临床多呈褐色）、深在型（色素细胞位于真皮深层，多呈青紫色）、弥漫型（色素细胞位于真皮全层，多呈褐色、紫青色）。在临床上，常采用Tanino分型，其标准如下：Ⅰa，上睑或下睑、颞部；Ⅰb，颧、鼻唇沟；Ⅰc，前额；Ⅰd，鼻区；Ⅱ，上下眼睑、颧、颊、颞；Ⅲ，头皮、额、眉、鼻；Ⅳ，双侧。

多数的太田痣依靠临床表现即可确诊，但对于临床表现不典型者，需要借助工具，比如反射式共聚焦显微镜扫描。

激光治疗是目前治疗太田痣的主要方法。现在临床上治疗太田痣常用的激光包括波长694nm的Q开关红宝石激光、波长755nm的Q开关翠绿宝石激光、波长1064nm的Q开关Nd：YAG激光及皮秒激光。激光治疗太田痣的效果是值得肯定的，有部分患者可达到痊愈，但无法预防复发。复发可能与性激素、日晒有关；也可能与患者的发病年龄、太田痣的分型相关。发病越早的患者越容易复发，且儿童Ⅲ型及Ⅳ型太田痣患者更易复发，最常见的复发部位是眼睑。

3.15 伊藤痣

伊藤痣（图3.15.1），又称肩峰三角肌蓝褐痣，本病的发病机制目前尚不明了。

皮损表现为淡青色、蓝灰色、青褐色至蓝黑色的斑片或斑点，偶尔在色素斑的部分区域出现粟粒大的丘疹或隆起的结节。皮损可为颜色均一的斑片，也可在斑片中有散在的斑点。皮损的颜色可因日晒加重，在青春期时皮损的颜色可加深。

图3.15.1 伊藤痣

伊藤痣的分布特点具有特征性，主要分布于一侧肩部、颈侧、锁骨上区、肩胛、上臂外侧，部分患者可发生于双侧。本病主要与太田痣鉴别，后者分布于三叉神经支配的面部皮肤及巩膜；除了分布区域不同外，两者的临床表现和组织病理特征完全相同，可同时发生于同一个患者。本病为良性病变，但也有恶变的文献报道。可应用 Q 开关紫翠宝石激光治疗，经过数次治疗后临床上可达到治愈。

3.16 恶性雀斑样痣

恶性雀斑样痣（图 3.16.1），又名 Hutchinson 黑素雀斑，相对少见，多发生在老年人身上。

一般发生在头部或颈部皮肤，特别是脸颊最好发，被太阳晒伤后出现单发、棕褐色或黑色的斑疹，色素不均匀，边缘不规则并逐渐向周围扩大，也可多发。当病变的位置位于脸颊时，女性明显好发，当病变位于头皮和耳朵软骨时，男性明显好发；40 岁以后的发病率随年龄的增长而增加，病变通常缓慢增大，病史较长。

恶性雀斑样痣容易被误认为老年斑。老年斑也常出现在日光暴露部位，一般来说，老年斑的形态较规则，有表面色素。恶性雀斑样痣与经常发生在阳光损伤的皮肤上的其他色素斑的形态也可重叠，表现为一种不规则的色素沉着斑或在光损伤皮肤的背景中的斑块，需与色素性日光性角化病、扁平型脂溢性角化病、日光性雀斑等鉴别。

恶性雀斑样痣的诊断应基于临床和皮肤镜下的特征，并经活检和组织病理学评估确认。目前认为，恶性雀斑样痣最合适的治疗方法为手术切除。

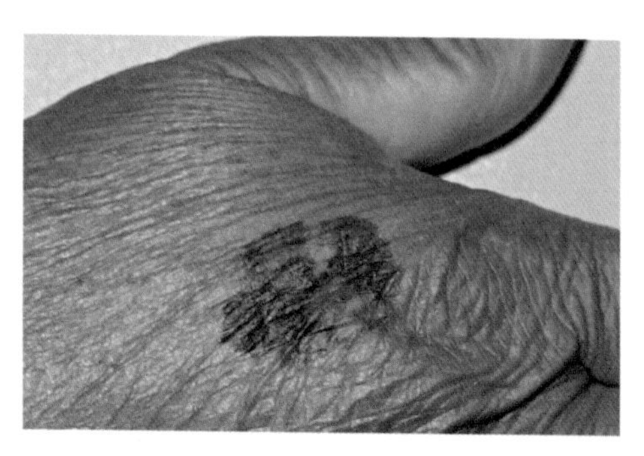

图 3.16.1　恶性雀斑样痣

[图片来源：常建民，冯和平 . 恶性雀斑样痣 [J]. 临床皮肤科杂志，2010，39（12）：741–742.]

（李玲芝）

第4章 良性皮肤肿瘤

4.1 概　述

4.1.1 良性皮肤肿瘤都长在哪里？

皮肤及其附属器的肿瘤多达200种。它们分布广泛，可以分布在头皮、四肢、胸背、嘴唇、生殖器上，也会藏身在指甲下，隐藏在毛囊里，深藏在脂肪中。你想得到的、想不到的角角落落都可能有它们的存在。

这多达200种的良性皮肤肿瘤在长相上各有特点，比如：

- 良性皮肤肿瘤的形状各异，有的又尖又长，有的又圆又扁。
- 良性皮肤肿瘤的大小不一，小的可以小如芝麻，大的也可以大过皮球。
- 良性皮肤肿瘤的分布迥异，有的孤零零只有一个，有的可以密密麻麻遍布全身。
- 良性皮肤肿瘤的颜色多样，可以是肤色，也可以是红色、蓝色、褐色、黑色。
- 良性皮肤肿瘤的外表参差，有光滑的，有粗糙的，有平于皮面的，有高于皮面的。

但同时，它们也有关键的共同点，相比于恶性肿瘤，良性肿瘤的生长速度缓慢，且其生长呈现一个膨胀性的生长过程，边界清楚，不会向周围组织浸润侵袭，外周包膜完整，这也是与恶性肿瘤相比最为重要的差异之处。

4.1.2 良性皮肤肿瘤会转移吗?

良性皮肤肿瘤不会发生转移。

这类疾病预后良好，除了极少数累及重要部位的良性皮肤肿瘤有可能威胁到生命安全以外，大多数的情况下不会影响健康，反而，更多的患者是由于影响了外观而要求治疗。但在这个过程中，有一个情况需要关注，就是极少部分恶变的问题。典型的表现有黑素细胞痣恶变为恶性黑色素瘤，这往往与良性肿瘤的一些不当处理有关。

4.1.3 怎么治疗？

良性皮肤肿瘤的治疗以物理治疗为主，对于不同类型、不同形态的良性皮肤肿瘤会有各自适合的治疗手段，包括手术切除、激光治疗（如强脉冲光、CO_2 点阵激光、调 Q 开关激光、皮秒激光、超皮秒激光、595nm 脉冲染料激光等）、射频治疗、冷冻治疗等。皮肤肿瘤治疗后一般恢复良好，手术切除后基本不复发。

4.2 有硬，也有软——皮肤纤维瘤

皮肤纤维瘤是非常常见的良性皮肤肿瘤。它可以又硬又软，分别名为皮肤硬纤维瘤和皮肤软纤维瘤。但事实上，皮肤硬纤维瘤和皮肤软纤维瘤是两种截然不同的疾病。

4.2.1 皮肤硬纤维瘤

4.2.1.1 长什么样?

皮肤硬纤维瘤（图 4.2.1 和图 4.2.2）的长相是一个半球形的小结节，高出皮肤，就像是一个小绿豆倒扣在皮肤上，边缘规则，摸上去的质地是硬的，其表面和皮肤相连，但深部是可以推动的。皮肤硬纤维瘤可以累及不同年龄层的患者，在躯干任意部

位的皮肤都可能出现，尤其是在四肢出现的概率更高，以伸侧更为常见。多数情况下，它都是不痛不痒的，所以这个小结节往往都是在不经意间被发现的。只有小部分的情况会出现一些刺痛感或者是瘙痒的感觉。

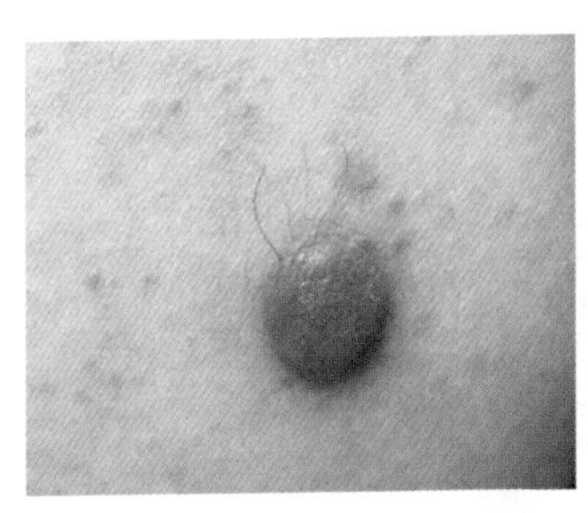

图 4.2.1　皮肤硬纤维瘤

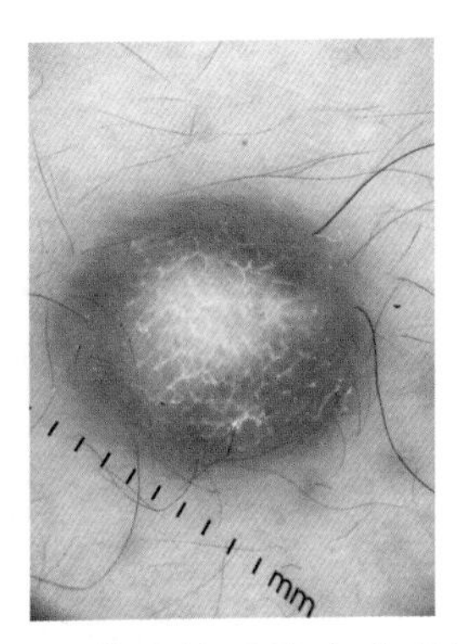

图 4.2.2　皮肤镜下的皮肤硬纤维瘤

4.2.1.2　怎么来的?

皮肤硬纤维瘤的确切原因不明，有的时候会有一些比如虫咬、局部皮肤外伤等先驱的情况，但是两者具体的关联不明，还需要更多的探索。

4.2.1.3　怎么处理?

首先，可以不处理，皮肤硬纤维瘤本身是一个良性的皮肤肿瘤，几乎不会恶变，如果没有疼痛、瘙痒等不适感，那么可以保持观察，不做进一步的处理。那么，如果有疼痛、瘙痒等不适，或者在特殊部位影响生活，而需要进一步处理的情况下，可以考虑做小手术将它切除。

4.2.2　皮肤软纤维瘤

4.2.2.1　长什么样?

皮肤软纤维瘤（图 4.2.3），也叫“皮赘”，就是皮肤长出来的多余的部分。它最喜欢出现的地方就是颈部、腋下、腹股沟这些皮肤较为松弛的位置，表现为肤色或者褐色的小肉丁，表面光滑，质地柔软，可以单个或多个生长。它的形状多样且大小不等，可以有息肉状、球状、丝状等，没有疼痛、瘙痒的感觉，但共同点是往往有蒂状的结构和皮肤相连接。皮肤软纤维瘤随着患者年龄的增长，发生的可能性会增加。此外，在糖尿病、肥胖和怀孕期的人群中出现的概率会更高，。

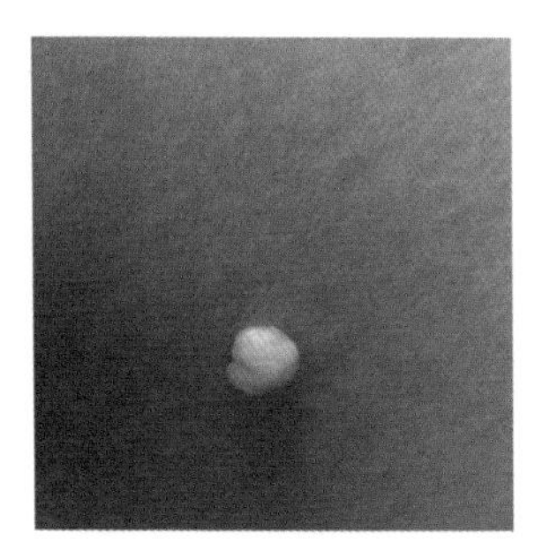

图 4.2.3　皮肤软纤维瘤

4.2.2.2　怎么处理？

皮肤软纤维瘤的处理和皮肤硬纤维瘤类似，它对健康是无害的，也不会传染，所以可以观察不处理。如果觉得不好看，影响颜值，想要进一步处理，那么也比较方便，可以选择冷冻、射频、微波、激光等手段来进行治疗。但不建议自己使用丝线或剪刀进行去除，在自行去除的过程中容易出现继发感染，后续可能出现其他情况。此外，如果皮赘出现疼痛的感觉，或者不小心勒到出现出血、局部颜色变黑的情况，还是需要到医院做进一步的处理。

4.3　密密麻麻的斑——神经纤维瘤

4.3.1　长什么样？

神经纤维瘤（图 4.3.1）有三个亚型，其中，最常见的亚型是 NF1 型。这一类型的基本表现在出生时或出生后不久就出现，基本上在 10 岁前出现。一方面的表现为皮肤神经纤维瘤的典型改变，表现为皮肤上或皮下出现豌豆大小的肤色的柔软结节，并且随着年龄的增长，纤维瘤的数目也可能增加。另一方面重要的皮肤表现，就是咖啡牛奶斑，这是一种在皮肤上出现的扁平的浅褐色的斑，边界清，可以有不同的大小，呈现咖啡牛奶的颜色从而得名。事实上，咖啡牛奶斑是非常常见的皮肤表现，而与 NF1 型相关的咖啡牛奶斑往往会在 6 个以上，换而言之，**如果发现小朋友有 6 处以上的咖啡牛奶斑，那么需要密切警惕神经纤维瘤的发生。**此外，神经纤维瘤还会累及其他的神经，所以怀疑此病的时候，需要进一步做一些影像学的检查，比如头颅磁共振来评估。除了这两个经典的表现，还会表现为腋窝、腹股沟位置的雀斑，影响骨骼的发育造成骨密度不足，导致骨骼畸形（比如脊柱侧弯）。此外，还可能造成学习障碍、思维能力受损、阅读障碍或数学障碍等特定的障碍、注意缺陷多动障碍、言语迟缓、身材矮小等。还有一部分的特殊部位的瘤体有一些特殊的表现，比如面部的丛状神经纤维瘤可能导致面部缺陷。

除了 NF1 型，还有 NF2 型和神经鞘瘤病。NF2 型多见于青少年后期和年轻人群，它对健康会有更大的影响，压迫到听觉神经、脑干和其他组织后，可能出现耳鸣或耳聋、失聪、面瘫、失明等症状。神经鞘瘤病是三个类型中最为罕见的，多数在成年人群中出现，可能出现在脊髓和各种部位的神经组织上，产生疼痛、麻木等。

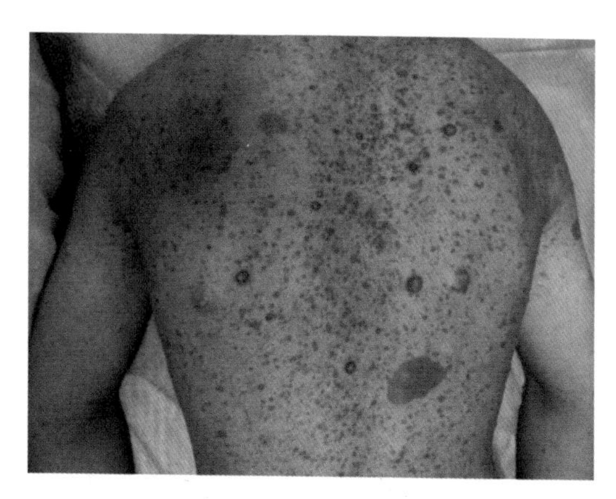

图 4.3.1　神经纤维瘤

4.3.2　为什么会有神经纤维瘤？

神经纤维瘤的发病与基因的异常相关，不同类型的神经纤维瘤有不同的基因异常。所以，家族史是神经纤维瘤重要的高危因素。

4.3.3　怎么处理？

神经纤维瘤不会传染，对身体也不造成影响，但是本身的皮疹、脊柱变形的这些改变，尤其是在儿童时期就出现这些表现，比起对于身体造成的影响，**对于日常社交、学习和工作生活中的一些负面心理影响才是更需要关注的。**

4.4　老年斑只有老年人才有吗？——脂溢性角化病

4.4.1　老年斑长什么样？

脂溢性角化病（图 4.4.1），又称为基底细胞乳头瘤，是一种非常常见的良性皮肤肿瘤，在中老年人群中尤其多见，故而有着“老年斑”的俗称。

它可以累及全身的多个位置，常见的有面部、头皮、躯干、手背部等。在脂溢性角化病早期出现的时候可以表现为浅黄色或合适的斑片，表面可以是光滑的或是粗糙有凸起的，边界清晰，部分突出皮面，直径一般小于 1cm，大多没有疼痛、瘙痒的感觉，到中后期会变成可以逐步增大、增多，部分融合，颜色接近褐色甚至黑褐色，表面可以覆盖有脂质的厚痂。病程中如果抠抓脂溢性角化病的皮疹，皮疹可以脱落，但大概率仍会再度出现，一般是难以自然消退的，有的时候还可以进一步突出皮肤表面，或者有的会变成纤维瘤样的结构。

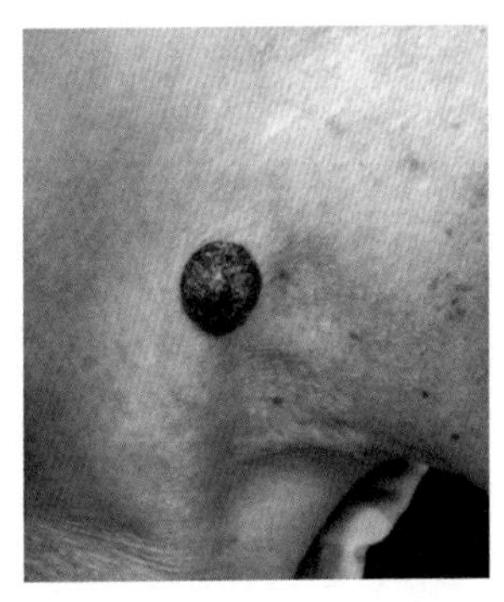
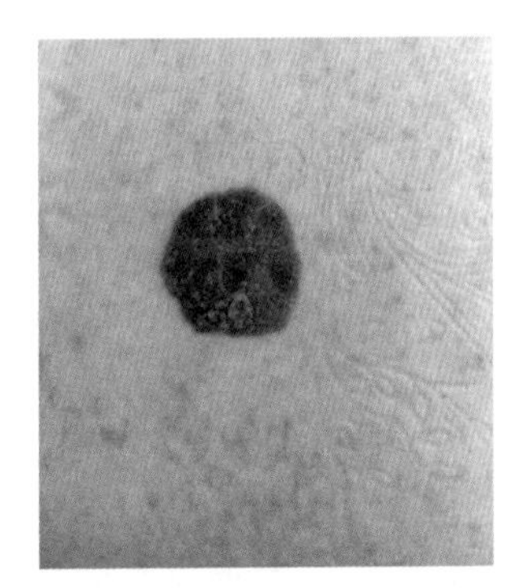

图 4.4.1　脂溢性角化病

如果局部摩擦、破损或者继发有一些感染的情况时，还可能出现局部红肿、疼痛、形成脓疱等一些其他的情况。

4.4.2　为什么 30 岁的人也会有老年斑?

年龄是脂溢性角化病的一个高危因素。如上所述，老年人群是该病发病的主流群体，随着年龄的增长，脂溢性角化病的发病率也增高，且皮损更大、更多。但是，脂溢性角化病在 30~50 岁人群中的发病率也较高，这和其他的高危因素有关，比如遗传史、工作和生活中的日晒史、药物、病毒感染、空气污染等。所以，临床上 30 岁甚至更为年轻的人群也可能发生脂溢性角化病。

4.4.3 怎么处理？

脂溢性角化病对健康没有影响，仅对美观有影响，它的治疗以激光冷冻为主。对于突出皮面、层次厚的脂溢性角化病，可以选择 CO_2 点阵激光或者冷冻治疗，使得局部皮损掉落；对于不高于皮面或者层次薄的脂溢性角化病，则可以选择强脉冲光、调 Q 开关激光、皮秒、超皮秒等来进行治疗，可以有更小的损失、更好的恢复。对于一部分伴有糜烂、溃疡且难以和恶性疾病进行鉴别的情况，医生有可能会建议做进一步的皮肤镜检查，甚至手术联合病理活检去排查鉴别一些恶性的皮肤肿瘤，这个时候请务必根据医生的医嘱来处理。

4.5 眼周的“脂肪粒”是肿瘤吗？——汗管瘤

4.5.1 汗管瘤长什么样？

眼周星星点点的小颗粒是很多人的困扰，是眼霜引起的脂肪粒吗？不全然是，混杂在其中的一个常见的良性皮肤肿瘤，就是汗管瘤（图 4.5.1）。汗管瘤最常见于眼周，但也不局限在眼周，它还可以出现在前额、两颊、颈部、腹部、外阴等部位。表现为细小的像芝麻粒大小的丘疹，大小为 1~3mm，质地硬，多为密集出现，且互相并不融合，颜色为肤色到浅褐色，颜色均匀。

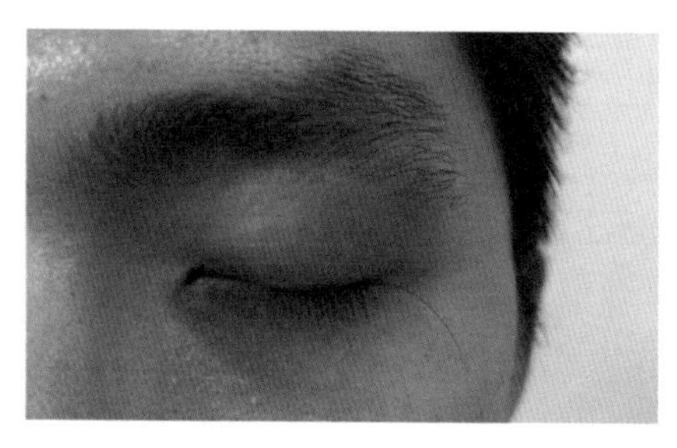

图 4.5.1 汗管瘤

根据发生部位的不同，汗管瘤可以分为不同的类型，其中，最常见的就是眼睑型汗管瘤，多对称分布在眼睑周围，以下眼睑周围为主。此外，还有以手部、足部、腕部为主的肢端型汗管瘤，以外阴、阴蒂部位为主的生殖器型汗管瘤，以躯干、上肢部位为主的发疹型汗管瘤。这些小疹子多数情况下是不痛不痒的，受热或者有汗液刺激的时候会有刺痒的感觉。

4.5.2 为什么会有汗管瘤？

汗管瘤的病因目前还没有完全明确，但是医生们在临床中发现，对于有家族史的人来说更容易出现汗管瘤。此外，有一些特殊疾病的人群也容易并发，比如唐氏综合征或者心理卫生方面的疾病。

4.5.3 怎么处理？

汗管瘤作为一种良性的皮肤附属器肿瘤，本身几乎没有增殖能力，即使确诊，也并不需要手术切除，同时目前汗管瘤的治疗没有特别有效的口服或者外用药物。但由于汗管瘤多数位于眼睑部位，影响美观，所以在有比较强的以改善美观为主导的治疗需求下，可以选择冷冻、CO_2 激光、射频等手段进行治疗。但本病容易反复发作，在激光治疗好转后可能再次出现复发，并且这个治疗的过程中同样由于靠近眼部，治疗难度大，需要做好后期遗留疤痕的心理准备。

4.6 看似寻常，鼓大包——脂肪瘤

4.6.1 脂肪瘤长什么样？

脂肪瘤（图 4.6.1）是一类脂肪细胞构成的肿瘤，所以，其病变的层次在脂肪层，位于皮下的位置，往往在发病早期，能摸到皮肤下方软软的包块，而皮肤表面肉眼看不到什么大变化。脂肪瘤基本是独立生长的、质地柔软、没有疼痛感，用手按压可以活动，形状多数为椭圆形，它的大小可以有很大的差异，多数直径

在 10cm 内，部分会超过 10cm。在身体有脂肪的各个部位都可以出现脂肪瘤，比如常见的颈部、大腿和上臂、臀部等。

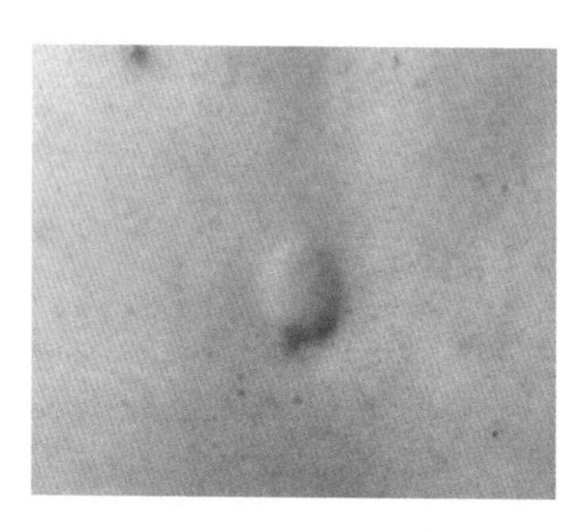

图 4.6.1 脂肪瘤

需要注意的是，多数情况下脂肪瘤为单独发作，但有的时候会出现多发性脂肪瘤的情况，这个时候需要评估是脂肪瘤病还是其他的多系统综合征的表现。

一大类的情况就是脂肪瘤病，比如浸润或者泛发性脂肪瘤病、家族性脂肪瘤病、良性对称性脂肪瘤病。另一部分就是多发性脂肪瘤，其是一些多系统综合征的皮肤表现，比如脂肪瘤 Gardner 综合征是其中一个表现，那么这个时候需要综合多系统来考虑后续的治疗。

4.6.2 为什么会有脂肪瘤？

目前，对于脂肪瘤的发病机制的认识十分有限。它在任何人群都可以出现，在 30~60 岁的人群中发病更为明显，同时在肥胖、糖尿病、高脂血症以及有家族聚集发病的人群中的发病率增高。那么，对于个体而言，体重的变化会影响脂肪瘤吗？有意思的是，这个问题的答案一半是会影响，一半则不影响。当体重增加时，脂肪瘤的生长可以增快，但在体重减轻的时候，却不会发生明显的变化，甚至在体重大幅度下降时，脂肪瘤会显得更加明显。

4.6.3 需要做什么检查?

多数情况下，脂肪瘤通过临床表现、体格检查就能够明确诊断，对于一些诊断不明确，或者需要进一步评估其对周围组织影响的情况，可以使用超声、MRI 等检查来做进一步的评估，必要的时候，也可以做病理活检以进一步明确。

4.6.4 怎么处理?

由于脂肪瘤在皮下的深处，对于小的脂肪瘤，直接切除就可以治愈，而对于大的多发的脂肪瘤而言，切除以后也有相当大的概率会发生局部复发，所以，可以选择观察或者进行脂肪抽吸等其他处理。

4.7 除了黑色外，皮肤肿瘤还可以是红色吗? ——血管瘤

正如前文所述，取决于皮肤及其附属器的性质，以及肿瘤所在的不同层次，皮肤肿瘤可以表现为不同的颜色。其中，一个重要的大类就是累及血管系统的肿瘤，最常见的就是婴幼儿血管瘤，这也是最常见的新生儿期的肿瘤，发病率为 4%~5%。

4.7.1 婴幼儿血管瘤长什么样?

婴幼儿血管瘤（图 4.7.1）可以发生在皮肤黏膜的任何部位，最多见的部位在躯干和头颈部，在发病前期可以有一些苍白区、淤青、溃疡类的表现，后续形成血管瘤的病变，它的表现根据病变层次的不同，有比较大的差异。在真皮浅层的浅表血管瘤，又被叫做“草莓状血管瘤”，就是形容它鲜红色，呈现分叶状突起的皮损状态；而位于真皮深处、皮下组织的深在性血管瘤则表现为边界不清楚的淡青紫色肿块，局部皮肤温度有升高，表面皮肤的表现没有特异性，所以在诊断上会更加困难。这个时候可以通过超声看皮下血流的情况来帮助诊断。此外，还有同时累及真皮

浅层和真皮深处、皮下的混合型，可以同时兼具鲜红色斑块和浅蓝紫色深在性结节。

婴幼儿血管瘤有一个经典的生长模式，它在存在过程中会有增殖期（包括快速生长的增殖早期和生长放缓的增殖后期）、目前仍有争议的稳定期和消退期。

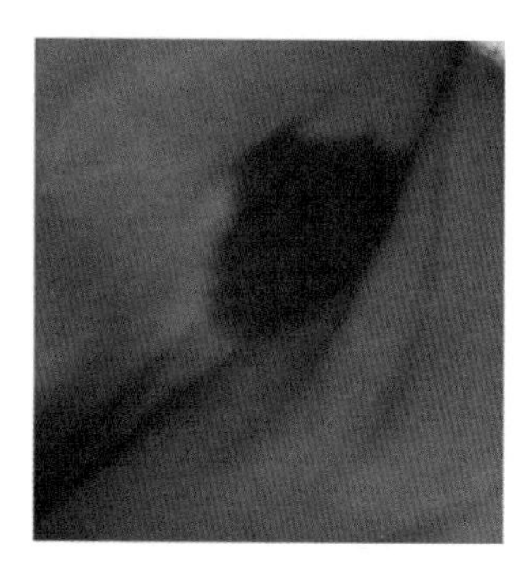

图 4.7.1　婴幼儿血管瘤

4.7.2　为什么会有婴幼儿血管瘤？

婴幼儿血管瘤是局部血管异常生长增殖引起的。而这种异常的来源目前有多个假说，包括血管内皮的异常假说、缺氧假说等。目前，对于血管生成介导因子的研究仍在进一步深入。

4.7.3　需要做什么检查？

对于怀疑婴幼儿血管瘤的患儿，尤其是有深在性和混合性的情况，需要使用超声来评估范围和血供的情况，必要的情况下借助 CT 和 MRI 检查来评估血管瘤深部侵犯的广度与深度，如果不能排除同时合并有恶性肿瘤的情况，那么还需要去进行组织病理活检来进一步明确。对于下巴处血管瘤的情况，还需要进行耳鼻喉科的喉镜检查，以及存在有 ≥ 5 个部位皮损的多发性血管瘤的情况时需要进一步进行腹部超声检查来排查肝脏的情况，并且进行超声心动图检查。

4.7.4 怎么处理？

血管瘤的表现多样，层次不等，严重程度不一，所以需要结合具体问题来分析制定处理对策。首先，血管瘤本身就有一定的概率能自行消退，消退期可能从患儿 1 岁以后开始，需要的时间数年不等，原有的皮损会变成灰紫色，表面变平，逐步颜色不均匀地变浅，并且质地变软。对于它的消退时间，研究结果很有趣，表明 30% 在 3 岁内消退，50% 在 5 岁内消退，70% 在 7 岁内消退，90% 在 9 岁内消退，这也给了我们一个初步的量化预期。

那么，婴幼儿血管瘤是良性肿瘤，并且能有一定的概率自行消退，是不是就不需要就诊，不需要处理，静静等待它自己消退呢？不完全是。

这有多方面的原因。一方面，虽然血管瘤可以自行消退，但是相当一部分孩子在血管瘤消退后会有不同程度的疤痕、皮肤萎缩、溃疡等情况，少数还会出现感染、疼痛等，对美观、小朋友的心理健康、生活质量都带来不同程度的影响。那么，与之相比，更重要的是对于血管瘤在增殖期阶段出现迅速增大、瘤体增厚、颜色非常鲜红的情况，因为大的血管瘤会引起正常的组织变形，从而影响器官的功能。此外，还有一些特殊部位的血管瘤，也需要更加积极地进行行治疗，比如眼周的血管瘤。眼周的血管瘤即使很小，也可能压迫眼球，使得角膜变形，从而引起视觉方面的障碍，出现散光、弱视、斜视等。鼻尖部的血管瘤可能影响软骨，引起鼻部畸形。唇部的血管瘤容易并发溃疡，并且这个部位对美观的影响大。

所以，随访观察方案更加适合面积较小，不位于关键部位，能够对疾病有充分的认知，并且可以管理好等待期心理压力的人群。而对于前面所提及的需要处理的情况，我们的治疗选择有局部外用药物、局部激光治疗、口服药物、手术治疗这四大类。

首选的外涂的药物为噻马洛尔。这种外用溶液使用方便，对于厚度小于 1mm 的浅表血管瘤有效且安全。此外，还可以局部外用一些皮质类固醇的药物，也就是俗称的激素。但近来随着噻马洛尔的使用，激素在血管瘤中的使用频率已下降。

局部的激光治疗则是利用激光被血红蛋白吸收后产生的热量来凝结血管，从而起到治疗作用。可以用于血管瘤治疗的激光首选为脉冲染料激光（585~600nm 波长），激光对于浅表皮损而言可以说是最有效的治疗方法，但对于深达真皮深层和皮下组织的血管瘤，受限于激光本身的穿透深度有限，它的治疗作用也比较有限。激光的治疗耐受性好，效果佳，但同时可能会有一些包括色素改变、疤痕形成的潜在副作用，且治疗需要多次进行，相对费用较高。对于眼周等特殊部位，有时候操作会受限。

以上均为局部外在的治疗，对于一些高风险的情况，比如由于所在位置的特殊性，伴有对于视力、呼吸的影响，或者像前面所提及的在鼻部、唇部可能出现一些毁容的情况，或者反复有溃疡等情况的时候，需要进一步去使用一些口服的药物。口服药物使用的首选则是普萘洛尔，但它有血压降低、血糖降低、心动过缓方面的不良反应的可能，一定要在专业的管理下用药。此外，还可以用一些皮质类固醇、长春新碱等药物。

而对于已消退或者部分消退的血管瘤，可以选择进行手术切除治疗来切除多余的皮损皮肤。对于目前在增生期的一些血管瘤，只在特殊情况下选择手术类的方案。关键还是要具体评估后期美观的恢复程度。

4.8 手指有点痛，是肿瘤吗？——血管球瘤

4.8.1 血管球瘤长什么样？

血管球瘤（图 4.8.1）经常长在非常隐匿的地方——甲下。它被发现的时候经常表现为指甲疼痛。它的疼痛有三个比较经典的特点：间歇性的剧痛、难以忍受的触痛以及冷刺激痛（随着环境变冷而出现的刺激性疼痛）。在有些情况下，甚至出现放射痛，多数患者的指甲表面是没有改变的。所以，这些患者会辗转好几个科室，才回到皮肤科，百思不得其解的谜底就是血管球瘤在

“作怪”。血管球瘤在切开暴露后表现为圆形或椭圆形，呈现紫蓝色的球体，直径为 3~8mm。

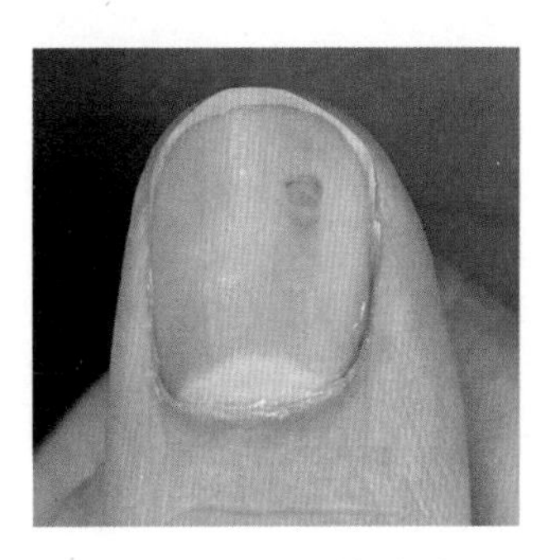

图 4.8.1　血管球瘤

4.8.2　需要做什么检查?

对于甲下怀疑血管球瘤的患者，可以进行皮肤镜、超声、X 线和 MRI 等来评估瘤体的大小、深度，以及是否影响到骨质的情况。图 4.8.2 为皮肤镜下的血管球瘤。

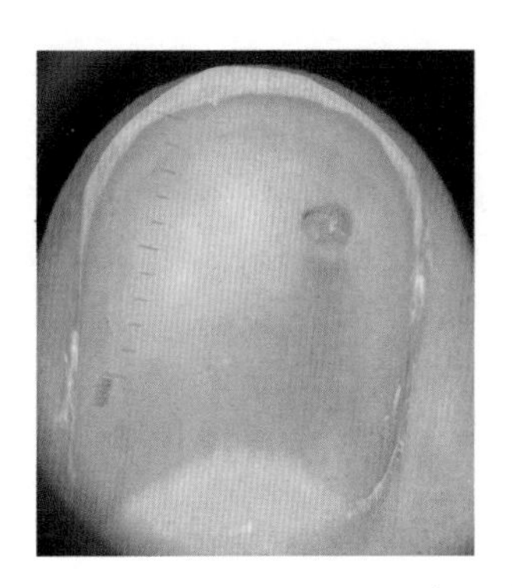

图 4.8.2　皮肤镜下的血管球瘤

4.8.3　为什么会有血管球瘤?

血管球瘤的发病机制目前仍不明确。

4.8.4 怎么处理？

血管球瘤的治疗主要依靠手术切除，将瘤体完整切除后可以显著改善症状。

4.9 这个皮肤肿瘤，大家都有！——黑素细胞痣

看到这里，大家是不是已经对良性皮肤肿瘤没有那么陌生了，其实，最常见的良性肿瘤几乎每个人身上都会有，小名叫“痦子”，学名叫黑素细胞痣。它是由于黑素细胞增多聚集后形成的。

4.9.1 黑素细胞痣长什么样？

对于痣的外观，相信大家都不陌生，几乎每个人的身上都能找到几颗痣。黑素细胞痣（图 4.9.1）表现为直径小于 6cm 的斑疹、丘疹、结节，表面光滑或者呈乳头瘤样，多为圆形，边缘规则，颜色多样，可以是棕色、褐色、蓝黑色、黑色，或可呈正常的肤色、暗红色等，表面可以有毛发长出，数目多少不等，可单个、数个甚至数十个。一般没有感觉，不痛不痒。

其实，痣会根据黑素细胞病变层次的不同而分类，它们的形态也有所差异。黑素细胞聚集在表皮与真皮的交界处（表皮基底层和真皮浅层）的是交界痣，由于病变层次较浅，它基本和皮肤表面平齐或稍高于皮面，表面光滑，无毛发，有的时候边界欠清晰。黑素细胞聚集在真皮层的皮内痣，则多隆起于皮面，表面跟疣样凹凸不平或者呈现乳头状的改变，可以有毛发长出。同时聚集在表皮和真皮层深层的痣为混合痣，兼具了前两种痣的特点，隆起于皮面，光滑，表面可有毛发长出。对于这三类痣，**最需要对交界痣上心，**因为这是最容易发生性质变化的一种痣。

那么，痣会长在哪里呢？事实上，痣在任何地方都可以出

现，只要是有黑素细胞的部位都可能产生，包括眼睑、耳朵、唇部、外生殖器等。

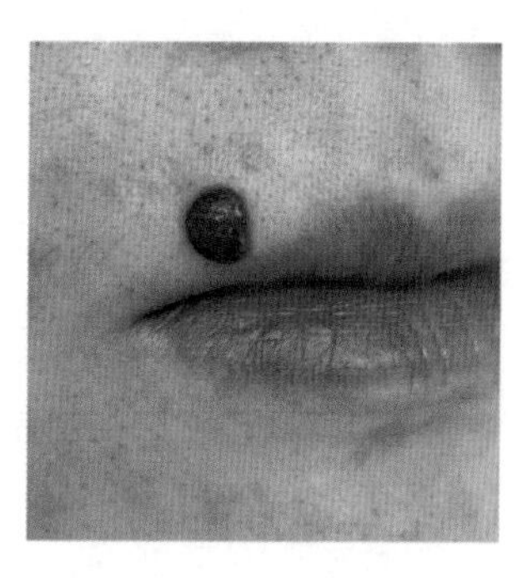

图 4.9.1 黑素细胞痣

4.9.2 哪些人更容易长黑素细胞痣？

第一，跟年龄有一定的关联，几岁会长黑素细胞痣呢？

有研究表明，对于出生就有的先天性黑素细胞痣，从婴儿出生半年开始就会逐步出现黑素细胞痣，随着生长发育，一般来说，在 20~29 岁时数目到达顶峰，后期随着年龄的增长而逐步消退，所以，小宝宝有了色素痣，也不需要太过于担心。

第二，长黑素细胞痣跟性别有关系吗？

研究显示，10 岁以内的男孩子平均有 2 个黑素细胞痣，而女孩子平均有 3 个；到中青年时期，男性平均有 22 个黑素细胞痣，女性平均有 33 个。所以，一般来说，女性的黑素细胞痣会多于男性。

第三，黑素细胞痣会遗传吗？

遗传因素在黑素细胞痣的发病中发挥着一定的作用。如果你在一个黑素细胞痣高发的家族中，那么，你发病的概率相对也会较大，但它是如何进行遗传的，目前还没有完全被解答。

4.9.3 晒太阳，会长黑素细胞痣吗？

虽然听起来有些不可思议，但的确日光照射是影响黑素细胞痣发生的重要的环境因素，包括度假式的间断性暴晒、新生儿的光疗等多种日晒的形式，所以，相应的手臂外侧长痣的可能性会高于手臂内侧，在背部长痣的概率会高于臀部。所以，如果想少长痣，那么可以从充分的防晒做起。

4.9.4 不同的激素状态对黑素细胞痣有影响吗？如怀孕会长黑素细胞痣吗？

经常会发现怀孕期间，孕妇身上的黑素细胞痣增多了，这是由于激素水平升高引起的。除了怀孕以外，还有一些其他伴有激素水平升高的情况也会出现黑素细胞痣的增多或者增大，比如甲状腺激素的增多、生长激素水平的异常等。

4.9.5 有哪些疾病容易合并有黑素细胞痣的增多、增大？

有一些出乎意料的疾病，可能会合并出现黑素细胞痣增多、增大的情况，比如中毒性表皮坏死综合征、大疱表皮松解症等这些皮肤疾病会在皮肤上表现为大的水疱形成，皮肤坏死糜烂。还有一些会让人体处于系统性免疫抑制的情况，也会刺激黑素细胞痣的增大、增多，比如化疗的患者，做了骨髓移植以及其他一些脏器移植的患者，有白血病或者患有艾滋病的患者。此外，还有一个比较有争议的疾病，就是儿童的特应性皮炎。在一部分的研究中发现，有特应性皮炎的小朋友也会有黑素细胞痣更多的可能性。

4.9.6 黑素细胞痣是怎么出现的？

黑素细胞来源于一种叫做神经嵴干细胞，在向皮肤表面移动生长的过程中，由于黑素细胞在皮肤的不同层次出现良性增生后形成了黑素细胞痣。就像上面提及的，黑素细胞痣的形成发生可能跟遗传基因、环境、激素水平等多方面的因素相关，但是它具体的病因目前仍不明确。

4.9.7 怎么治疗?

黑素细胞痣在常规情况下是不需要去除的，随访观察就可以了。

有以下几种情况需要考虑去除。

①黑素细胞痣发生形态的改变，比如增大、颜色改变、出现糜烂、溃疡等其他情况。

②临床表现是非典型性的，有发展成黑素细胞瘤的可能性。

③发生在反复刺激和摩擦的部位。

以上的三点有一个共通性，那都是由于需要控制后续的恶变风险而进行治疗。黑素细胞的良性增生会成为痣，而恶性增生则成为黑素细胞瘤，会有影响生命的风险，所以对于有恶变风险的痣，会建议采取更加积极的方法，早期去进行治疗。这个时候首选手术切除结合病理检查来进行治疗，如果对美观的要求高，可以选择使用美容整形的术式来减少瘢痕形成，改善预后。

④美容需求。

美容需求是现在诉求越来越多的情况，甚至有些患者会自己使用各种手段来进行去痣。对于一些比较小的痣，各种偏方和方法包括有刀割、绳勒、盐腊、网购药水、激光和冷冻等，除了局部损伤后有瘢痕形成的风险，甚至有可能诱发痣的迅速生长和刺激恶变。所以，去痣一定要在正规医院就诊治疗，切不可自行盲目处理。尤其是对于网购不知名的药水进行反复的腐蚀、刺激处理，容易造成各种不良后果，最常见的就是多种疤痕的形成和黑素细胞痣的反复复发。而对于激光、冷冻而言，切勿选择没有资质的美容院和所谓的工作室，一方面，有可能出现前面所说的复发刺激后，黑素细胞痣恶变；另一方面，没有资质的机构，在器材消毒使用、治疗的完成度上都没有保障，很可能让黑素细胞痣没有获得治疗，还出现了其他的疾病，实在是得不偿失。

（俞颖哲）

第5章 癌前期皮肤病

5.1 概　述

众所皆知，肿瘤浸润及转移是多环节、多步骤的过程，随着人类生活水平的逐渐提升，人均寿命的不断延长，过多暴露于紫外线、射线及日益严重的环境污染中，同时随着医生诊断能力及检测水平的提高，癌前期皮肤病越来越被重视。癌前期皮肤病是指本身并没有明显的恶性改变，但可以逐渐演变为恶性皮肤肿瘤的皮肤病。不过，即使发现了癌前病变，大家也不必惊慌，癌前病变还没发展成癌症，早期发现，早期干预，好好配合医生治疗，可以大大提高患者的生活质量，减少治疗成本。

那么，癌前期皮肤病有哪些呢？最常见的有日光性角化、黏膜白斑、皮角、增殖性红斑、光化性唇炎等。除此之外，广义的癌前期皮肤病还包括比其他皮肤病有更多癌变机会的病变，如放射性皮炎、寻常狼疮、烧伤后瘢痕等，我们也要关注。

保持身体健康真的是需要日积月累地修炼，要及时处理每一个小问题。

5.2 过度暴晒——日光性角化

晒太阳有助于促进维生素 D 的合成。人体所需要的维生素 D，90% 都需要依靠晒太阳获得。研究显示，维生素 D 含量多的人，相对的机体功能也会更加年轻。适当地晒太阳还有除菌功能，能够调节人体的免疫功能，促进血液循环，增强人体的新陈代谢，调节神经系统等。晒太阳除了有上述生理作用外，还有心理作用。太阳总是象征着美好，有着温暖人心的作用，沐浴阳光大多能使人体感到舒适。这些都是指适当地晒太阳。凡事都有着过犹不及的问题。

5.2.1 日光性角化是什么？

过多的日晒，在急性的皮肤损害中，可以表现为日光性皮炎、晒黑、晒伤等。长年累月地过度晒太阳，会有光老化，提前收获面部皱纹胶原流失。另外，长期的日晒暴露，也会引起日光性角化，也就是光化性角化病。除了长期的日光照射，还有其他的诱因，包括电离辐射、热辐射、接触沥青或煤焦油等。目前认为，紫外线辐射诱导抑癌基因 *p53* 突变，导致细胞异常增殖而形成日光性角化病。

日光性角化（actinic keratosis，AK）主要见于 40 岁以上的中老年人，男性比女性更容易发生，白种人比其他人种更容易发生。在我国，随着人口逐渐老龄化，日光性角化的发病率也逐渐增多。在中国，日光性角化病的患病率为 0.25%，平均年龄为 69 岁。其中，0.1%~16% 的日光性角化患者，可能发生皮肤鳞状细胞癌，日光性角化的数量越多，时间越久，恶变风险也就越高，也与紫外线诱发的基因突变类型有关。

5.2.2 发生位置有哪些？

日光性角化最常见的发生位置，就是我们平时晒太阳的位置。我们的头皮（特别是大家脱发的位置）、面部（特别是唇部，这个位置的皮肤特别薄）、颈部、前臂、手背等是最常见的发病位置。

日光性角化（图 5.2.1）通常表现为好多个的、边界不清的大大小小的斑疹或丘疹；颜色可以多种多样，红、黄、褐、黑都有可能，表面有小的脱皮，周围可能有红晕；有的日光性角化皮肤会增厚，像我们日常更常见的一种叫“老年斑”的皮肤病。其通常不会有疼痛、瘙痒、出血、溃疡。若日光性角化病的皮损迅速扩大，甚至破溃，这个时候就要提高警惕了！这是在提示有恶变成鳞癌的可能，恶变最常在皮损内部或邻近部位出现。所以，我们要随时关注我们的曝光部位有没有出现以前没见过的斑块，一旦出现，及时就诊，就能提高日光性角化病的早期诊断率。

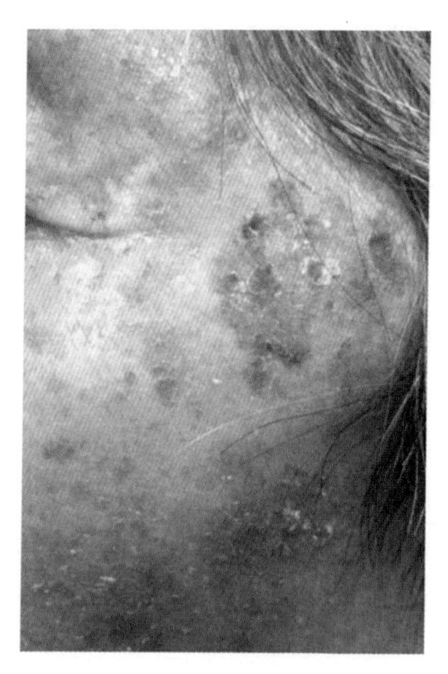

图 5.2.1　日光性角化

5.2.3　分型有哪些？

5.2.3.1　病理类型

日光性角化的分型主要是根据病理类型，也就是要做一个小手术，切一块皮肤做检验。对于临床诊断不明、直径 > 1cm 的病变，出血、溃疡或硬结，皮损快速生长，伴有剧烈瘙痒、疼痛和明显角化过度等表现的皮疹，建议采取皮肤活检来明确诊断。根据不同的病理表现，日光性角化可以分为肥厚型、苔藓型、萎缩型、原位癌型、色素型、棘突松解型。

5.2.3.2 皮肤镜辅助分级

近年来，随着皮肤影像学的发展，皮肤镜成为一种重要的无创辅助诊断工具，很好地提升了日光性角化诊断的准确率，这对皮肤科医生而言是好帮手；对于患者，可以避免或减少手术。

不同分级的日光性角化有不同的皮肤镜表现：①Ⅰ级日光性角化呈红色假网状模式，红色背景上可见无色素的毛囊开口；毛囊周围可见点状及线状血管呈网状分布，对应的病理表现为表皮下1/3的角质形成细胞有异形性，真皮浅层血管扩张，毛囊角栓尚未形成，对应皮肤镜下红色假网状模式。②Ⅱ级日光性角化表现为呈草莓状模式；红色背景上可见黄白色、角化、扩张的毛囊开口，毛囊口周围有白晕；可见点状及不规则线状血管。对应的病理表现为表皮下部2/3的角质形成细胞具有异形性，真皮浅层单一核细胞浸润，毛囊角栓明显，对应皮肤镜下的草莓状模式。③Ⅲ级日光性角化呈黄白色无结构区；扩大的毛囊开口内充满角栓；表面覆有黄白色鳞屑。对应的病理表现为全层角质形成细胞具有异形性，乳头瘤样增生，附属器亦受累，毛囊口弥漫角化及融合，对应皮肤镜下黄白色无结构区。

5.2.4 如何治疗？

在治疗上，考虑到日光性角化具有潜在恶变或伴发其他非黑色素瘤性皮肤肿瘤的风险，因而所有的日光性角化患者均应该得到及时的管理和/或治疗。治疗时不仅要考虑治愈或治疗某一个皮损，更需要对患者进行长期管理。

治疗方式根据皮疹的数量、厚度及治疗的经济程度等，有冷冻、光动力、外用药物、手术等多种方式。

外用药物有咪喹莫特、氟尿嘧啶、双氯芬酸、维A酸类等。不过，这一类外用药大多有一定的刺激性，使用时需要注意逐渐加量，避免刺激皮肤。

冷冻、激光等物理疗法的经济损耗低，效果直接，为单发或少量的皮损。其是未发生区域癌变患者的首选治疗方法之一，或者被用于区域化治疗后仍未消退的皮损。

光动力治疗能杀灭肿瘤细胞的同时尽量减少正常组织的损伤，对于日光性角化的皮疹治疗有效率高，痛苦小，复发率低，美容效果优秀；对于成片的皮疹，这是一种不错的选择，但是价格比较昂贵，如果皮损较厚，可能需要多次治疗，并且需要妥善的预处理。相对于较大的皮损，传统的手术治疗主要适用于皮损较少、面积小的日光性角化患者，特别是角化过度型及临床可疑鳞癌皮损以及其他治疗抵抗的皮损。

另外，还有系统治疗，比如口服维 A 酸类药物可以有效清除并预防皮肤肿瘤的发生，适合于多发性日光性角化区域癌变或高危患者，如免疫抑制或遗传疾病、移植、着色性干皮病或痣样基底细胞癌综合征患者。

对于日光性角化，除了及早发现、及时治疗外，预防也是一个重要的环节。日常注意防晒，包括出门撑伞、戴帽子、穿长袖衣服、涂防晒霜等；当然，有条件者也可以借助先进的医学手段尽早干预光老化，从源头上阻断日光性角化的形成。一旦发生日光性角化，需做终身紫外线防护。另外，对于高风险患者，例如有皮损多发、高龄、免疫抑制、既往肿瘤病史和特殊皮损，需要终身随访。

5.3 这种白斑需关注——黏膜白斑

不仅仅是我们体表的皮肤，我们的黏膜也会出现皮肤病，其中有一种情况叫黏膜白斑。正常的黏膜是连续、柔软、光滑、有弹性的状态。如果发生了颜色、性质的变化，就要提高警惕了。

5.3.1 黏膜白斑是什么？

黏膜白斑是指发生于口腔或外阴等处黏膜的白色或灰色斑片状疾病，是由于各种原因导致的黏膜过度角化或角化不全，病变斑片可呈点状、片状或条状。摸起来的触感会和普通的黏膜不一样，会有绒样或者纸样触感，不能擦去。

黏膜白斑本身不是皮肤癌症，但是会有恶变的风险。比如，口腔黏膜白斑有 10% 的恶变率。其中，增殖性疣状白斑有 50% 的风险恶变。有三个位置属于特别危险的区域，即口角区颊黏膜、舌缘舌腹、软腭与硬腭的交界处。这些部位的白斑发生癌变的风险较高，需要高度警惕。口腔黏膜白斑的好发年龄为 40~60 岁，从检出到恶变的平均间隔期为 26.7 个月。

另外，目前学术界亦有专家认为，黏膜白斑是一个临床描述性术语，指的是黏膜无法擦除的白色斑块，在排除其他任何已知的临床或组织病理学疾病后方能考虑该病，为排除性的临床诊断。需要排除的诊断包括：先天性角化不良、Darier 病、口腔摩擦性角化过度症、口腔念珠菌感染、口腔毛状白斑、梅毒性白斑、口腔扁平苔藓、口腔银屑病、吸烟角化病、无烟烟草角化症、口腔鳞状细胞癌、口腔红斑狼疮等。

口腔黏膜白斑的好发人群是中年以上的男性，外阴黏膜白斑的好发人群是绝经期前后的妇女。黏膜白斑总的发病率为 1.5%~3.0%，其中，口腔黏膜白斑的癌变率约 7%~15%。目前的研究认为，这可能与维生素缺乏、内分泌功能紊乱、微生物感染、糖尿病、免疫功能紊乱、遗传等因素有关。外阴黏膜白斑可能与外阴分泌物局部刺激有关。

临床表现上，黏膜白斑可能引起口干、味觉减退、疼痛、瘙痒或者不痛不痒，随着疾病进展，可能出现糜烂溃疡、湿疹样改变等。如果一旦出现黏膜白斑，建议及时就诊，让专业的皮肤科、口腔科或者妇科医生评估，到底是色素性改变（比如白癜风），还是发生了黏膜白斑，是否需要进行皮肤活检。

5.3.2 如何治疗?

治疗上，局部使用维 A 酸类药膏可能对于黏膜白斑是有效果的，但是该类药膏的刺激性，使得黏膜部位的使用的难度较大，特别是对于口腔黏膜白斑。外阴白斑还有局部外用性激素药膏、激光、冷冻等物理疗法。这些疗法可直接消除白斑。另外，还可以尝试光动力疗法，利用光敏药物的活化特性来引发光化学反应，从而消除白斑。对于考虑为风险较高的黏膜白斑，或者对保守治疗效果不理想者，或对可疑癌变及已经癌变者，可选择手术治疗，要尽可能完整地切除病变，术后将切除的病变组织送病理检查。但是黏膜部位是一个特殊的位置，手术风险及难度都比较大，需要考虑术后美容、功能等多方面的修复。

黏膜白斑是可以预防的。生活上注意避免不良刺激，比如烟酒、辛辣食物、槟榔、烫食等，这不仅对黏膜白斑有好处，对于预防食管疾病也有好处。另外，对于口腔黏膜白斑，不适合的假牙或者矫正器等会反复摩擦口腔黏膜，这也属于不良刺激，建议尽早调整。确诊为口腔黏膜白斑后，无论患者是否存在任何癌变的高危因素，无论采取何种治疗方法，都应该定期随访，密切观察。无恶变高危因素的患者应每 3 个月随访一次，有恶变危险因素的患者应每 1~3 个月随访一次。

5.4 头上有“犄角”——皮角

现实生活中，一般是动物头上有犄角，但是有的人头上也会有长角的这种情况。有些时候，甚至有人认为头上长角是一种长寿的象征，但事实与这种美好愿望恰恰相反，头上长角可能会损害大家的健康。

5.4.1 皮角是什么?

皮角（图 5.4.1）是由于皮损处角质物异常增多而形成的角化性突起，形似动物的角，故取名皮角。不过，人类的角和动物的角倒是很不一样。动物的角是由表皮、真皮、骨组成，而人类的皮角，本质是皮肤的异常变化，是大量的致密的角质，显微镜下能看到弥漫性角化过度和角化不全，没有骨性成分。

皮角的发生机制尚不明确，日光暴露目前考虑是其中一个重要的促发因素。另外，基础的皮肤病，如神经性皮炎、寻常疣等，使局部皮肤长期存在炎症情况，也会增加皮角发生的风险。皮角多发生于中老年人，男性多见。皮角可发生于身体的任何部位，好发于头面部这个最常曝光的部位，约为30%。另外，颈部、躯干、前臂、手背，甚至生殖器，也会发生皮角；通常长数毫米至数厘米，基底部可潮红或无明显的炎症表现，无明显的瘙痒、疼痛感，若基底部的炎症明显，应考虑癌变的可能。

根据皮角的形状，可以分为黄豆型、圆锥型、圆柱型、鹿角型、羊角型。但是这样的分型只是形态差别，对治疗没有具体的意义。

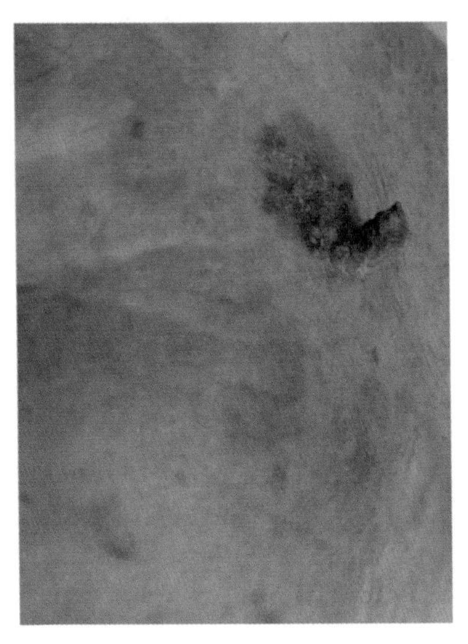

图 5.4.1　皮角

皮角重要的问题不在于角本身，而在于角的基底，根据基底性质，可分为良性皮角、癌前皮角、恶性皮角。与皮角有关的疾病包括且不限于：病毒疣、脂溢性角化病、日光性角化、鲍恩病、基底细胞癌、恶性黑色素瘤等。我国学者分析的皮角数据中，良性皮角约占74.4%，癌前皮角约占19.32%，恶性皮角约占6.28%。与国外的研究相比，癌前皮角和恶性皮角的比例较西方国家较低，这与我国人群皮肤恶性肿瘤的发生率较西方国家低是一致的。高龄、男性、暴露部位、大基底是皮角并发恶性肿瘤的高危因素。

5.4.2 如何治疗?

对于皮角，最推荐的治疗，还是手术切除。手术切除不易复发，适合大部分的患者。若患者无法配合，且病理结果为良性，可以选择冷冻、激光等相对创伤较小的治疗方法。对于无法手术但是病理为恶性的皮角，可以考虑去除角的部分后，进行光动力治疗。

在预防方面，需要注意的事包括：减少日晒等长期的紫外线照射，健康生活，增强个体的免疫机能，保持皮肤清洁，及时治疗继发皮角，切勿自己胡乱用药，避免使用含有刺激性成分的化妆品和护肤品，特殊工种的人应注意防护。如果碰上头上有犄角的情况，还是需要及时就诊。

5.5 增殖性红斑

5.5.1 增殖性红斑是什么?

增殖性红斑（图5.5.1），又称红斑增生症，是一种特殊类型的表皮内原位癌。其主要发生于中年以上无包皮环切术的男性患者。少数也发生在口腔和肛门黏膜。多数是单发的。增殖性红斑的发病原因包括局部不清洁、包皮垢、慢性刺激、生殖器疱疹、受热、摩擦、创伤等。其中，人乳头瘤样病毒（HPV）感染，特别是 HPV-8、HPV-16 目前已被证明与增殖性红斑发病相关。好发人群主要是 20~60 岁未经包皮环切术的包皮过长者。

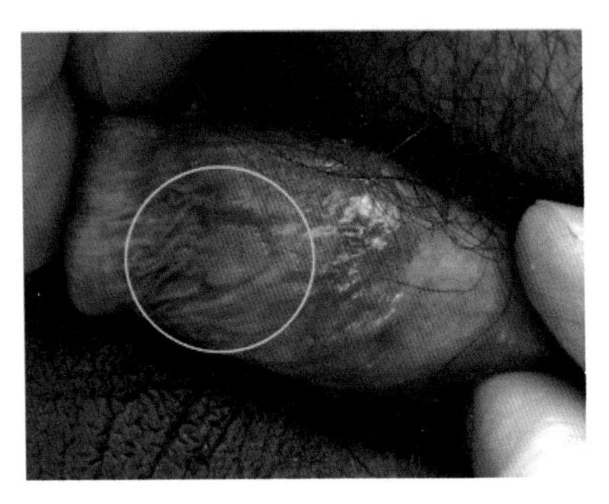

图 5.5.1　增殖性红斑

[图片来源：马俊红，王昕．增殖性红斑一例 [J]. 实用皮肤病学杂志，2019，12（5）：316-317.]

临床表现上，增殖性红斑可表现为边界清晰的红斑，大多数表面有光泽，有的稍隆起，边缘较硬，可以出现破溃、糜烂、结痂等。典型的皮损有漆样外观，常有湿润、光亮或颗粒外观，质地柔软，似天鹅绒样，可进一步发展成糜烂溃疡，周围有少量的结痂。半数以上的患者出现局部瘙痒和疼痛，少数有出血。增殖性红斑与普通的鲍恩病相比，病理表现类似，表现为黏膜上皮明显增生肥厚，有些上皮突伸入黏膜下延长增宽，有的上皮突末端增粗而圆，犹如灯泡状。但是，增殖性红斑多核巨细胞及角化不良现象少见，癌变的速度较慢，而侵袭性生长的倾向较高。增殖性红斑若未得到及时或有效的治疗，随其进展过程，可能发展为上皮样癌。另外，10%~33% 的增殖性红斑可进展为鳞状细胞癌，而只有约 5% 的鲍恩病最终发展为鳞状细胞癌。

5.5.2 如何治疗?

治疗上，增殖性红斑的治疗目的是降低复发率，同时兼顾生殖器的外观及功能。若患者的免疫功能正常，可以先考虑保守治疗。外用药物，比如 5% 氟尿嘧啶软膏或 5% 咪喹莫特乳膏具有抗病毒及抗肿瘤的作用，适用于 HPV 相关的增殖性红斑。外用药物治疗，操作简单，让患者容易接受，但复发率高。另外，激光、液氮等物理治疗可以清除病变组织。

光动力疗法是一种新兴的组织消融技术，联合应用光敏剂及相关光源，通过光动力反应选择性杀伤肿瘤细胞或生长旺盛的细胞，可以通过光化作用局部清除病变组织，除了价格昂贵，对于增殖性红斑这个主要发生于外生殖器的疾病是不错的选择。

对于免疫抑制的患者，建议手术治疗。手术方式有很多，包括局部病灶切除、包皮切除、龟头切除、阴茎部分切除、阴茎全切术。手术治疗目前仍为增殖性红斑治疗的金标准，且复发率最低，龟头包皮病变切除后的复发率低于 2%，但同时会引起阴茎的外观及功能障碍。根据病变的严重程度、波及范围、患者自身的意愿来选择具体的手术方式。

在预防上，对于包皮较长的男性，推荐及时行包皮环切术；对于已经有增殖性红斑的患者，应常规行包皮环切术。

5.6 唇炎反复发作，需关注——光化性唇炎

光化性唇炎是受日光损害的一种炎症性反应，本病好发于夏季，有明显的季节因素。临床上，将其分为急性和慢性两类。其多发生于农民、室外劳动工作者，通常发生于下唇，可能和下唇接受光线直射更多相关。

有暴晒史的一般为急性光化性唇炎，起病急，下唇多发。表现为唇红区广泛水肿、充血、糜烂，覆以血痂，灼热感明显，剧烈的瘙痒，累及整个下唇，影响进食和说话。长期迁延不愈的慢性光化性唇炎，又称脱屑性唇炎。早期下唇干燥，出现白色细小

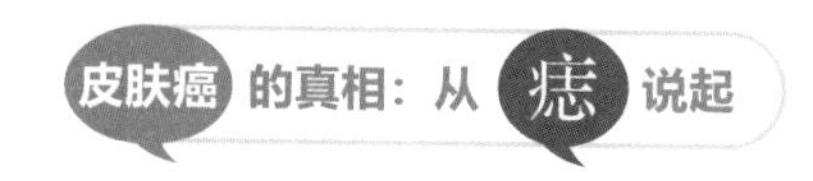

秕糠样鳞屑，易形成皱褶和皲裂。久治不愈，易进展为鳞癌，本病被视为癌前状态。其可发展为鳞状细胞癌，但是临床上难以区分，如果反复出现溃疡，需要警惕鳞状细胞癌的风险，及时进行皮肤活检以明确诊断。

（范　欣）

第6章 恶性皮肤肿瘤

6.1 需要与痣相鉴别的恶性皮肤肿瘤

恶性黑色素瘤：这是一种高度恶性的皮肤肿瘤，起源于黑素细胞。

基底细胞癌：这是一种生长缓慢的恶性肿瘤，通常发生于老年人。

此外，还包括鳞状细胞癌、皮肤淋巴瘤、皮肤纤维肉瘤等。它们的外观可能类似于痣或雀斑，但通常颜色更深、形状更不规则，并可能伴有瘙痒、疼痛、溃疡或出血等症状。

6.2 “我”很丑，但“我”很温柔——基底细胞癌

基底细胞癌（图 6.2.1），听起来很可怕，对吧?

但其实它就像一个害羞的小怪兽，只是在你的皮肤下面偷偷地发展。虽然基底细胞癌看起来可能有点丑（至少在皮肤上是这样的），但它是很温柔的。它不会像一些坏脾气的大怪兽一样，四处破坏。它只是悄悄地生长，有时候甚至可以长很多年都没有任何症状。当然，和所有的“生物”一样，基底细胞癌也有它的弱点。那就是阳光！是的，暴露在阳光下，尤其是直接的夏季阳光下，基底细胞癌可能会感到不舒服，甚至可能会慢慢“长歪”。所以，如果你发现自己有基底细胞癌，不要害怕。虽然它可能看

起来有点丑，但只要你温柔地对待它（比如通过医生的建议和治疗），它可能会悄悄地离开，就像它悄悄地来一样。

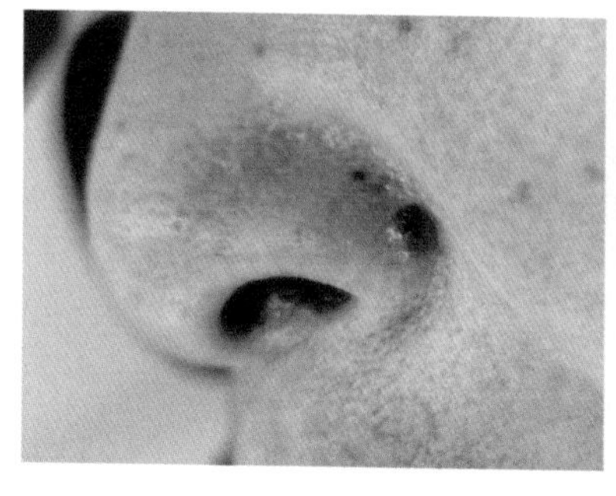
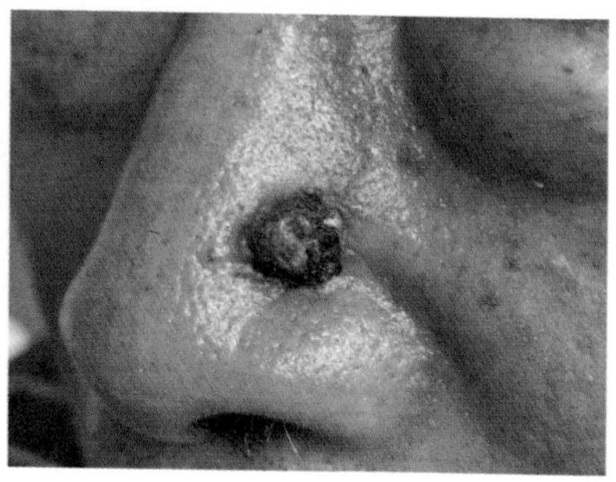

图 6.2.1　基底细胞癌

6.2.1　如何诊断？

1. 临床表现：基底细胞癌通常表现为皮肤上的侵袭性溃疡，有卷曲状珍珠色边缘，基底部呈黑色，为慢性病程。

2. 组织病理学检查：通过对病变组织进行切片，并在显微镜下观察，可以发现表皮内基底细胞呈融浆状团块，边缘呈栅栏状排列，有角质囊肿。

3. 免疫组化染色：通过特定的染色技术，提高诊断的准确率。

4. 其他辅助检查，如皮肤镜检查、反射共聚焦显微镜和光学相干断层扫描等无创检查。

皮肤镜检查是一种非侵入性的体内检查技术，可以检查有色素和无色素的皮肤病变，包括毛细血管扩张、叶状区域、微溃疡病灶、多个蓝色 / 灰色小球和大的蓝色 / 灰色卵形巢等特征。

反射共聚焦显微镜和光学相干断层扫描则是一种对皮肤的非侵入性实时诊断评估，能检测浅层真皮或表皮 - 表皮连接水平的异常。

6.2.2 如何治疗？

基底细胞癌是一种常见的恶性皮肤肿瘤，其治疗方式的选择和效果取决于多种因素，包括癌症的分期、位置、患者的整体健康状况等。

6.2.2.1 手术治疗

对于早期的基底细胞癌，手术切除是一种常用的治疗方法。手术的目标是彻底切除癌症组织，同时尽量减少对周围正常组织的损伤。手术方式可能包括局部切除、扩大切除或皮瓣移植等。手术后，患者需要定期进行复查，以确保癌症没有复发。

6.2.2.2 放　疗

对于某些不适合手术或已经复发的基底细胞癌，放疗可以作为一种选择。放疗使用高能射线来杀死癌细胞。通常，放疗需要在专门的放射治疗机构进行。放疗可能会引起一些副作用，如皮肤干燥、发红、疼痛等，这些不良反应通常在放疗结束后会逐渐消失。

6.2.2.3 化　疗

虽然基底细胞癌对化疗的敏感性相对较低，但有时化疗可以用于控制癌症的生长或缓解症状。常用的化疗药物包括顺铂、卡铂、博来霉素等。化疗通常需要在医院进行，且可能伴随一些副作用，如恶心、呕吐、疲乏等。

6.2.2.4 免疫治疗

近年来，免疫治疗在皮肤肿瘤治疗中取得了显著进展。通过激活患者自身的免疫系统来攻击癌症，免疫治疗有时可以用于控制基底细胞癌的生长。常用的免疫治疗药物包括帕博西利、尼鲁单抗等。

6.2.2.5 光动力治疗

光动力治疗是一种新型的治疗方法，它使用特定波长的光线和光敏剂来杀死癌细胞。这种方法通常用于治疗浅表、早期的基底细胞癌。在治疗过程中，患者需要保持积极的心态，配合医生的治疗建议。同时，定期的复查和随访也是非常重要的，这可以帮助医生及时了解病情的变化，调整治疗方案。

6.2.2.6 其　他

除了以上的治疗方法，预防也是非常重要的。避免过度暴晒、减少紫外线照射、戒烟等都是降低基底细胞癌风险的有效方法。此外，保持健康的生活方式，如均衡的饮食、适当的运动和充足的休息，也有助于提高身体的免疫力来对抗癌症。

总的来说，基底细胞癌的治疗需要综合考虑多种因素，包括癌症的分期、位置、患者的整体的健康状况等。医生会根据患者的具体情况制定合适的治疗方案。在治疗过程中，患者需要保持积极的心态，配合医生的治疗建议，同时定期进行复查和随访。

6.3 恶性肿瘤中的“大魔王”——恶性黑色素瘤

恶性黑色素瘤（图 6.3.1），是一种非常可怕的恶性肿瘤，就像在皮肤上种植了一颗定时炸弹。不过，别担心，现在的医学技术已经可以有效地治疗它。

6.3.1 恶性黑色素瘤是什么？

这个“大魔王”有着非常狡猾的手段，它会伪装成普通的痣或者斑点，悄悄地侵蚀我们的身体。但是一旦它露出真面目，就会像疯狂的野兽一样，迅速扩散到身体的其他部位。不过，我们也有“魔法武器”来对抗它。现代医学已经可以通过手术、化疗、放疗、靶向药物等多种方法来治疗恶性黑色素瘤，让这个“大魔王”无处遁形。当然，最好的防御就是预防。我们可以通过避免过度暴露在阳光下、定期检查皮肤等方式来降低患上黑色素瘤的风险。

恶性黑色素瘤是一种高度恶性的肿瘤，起源于黑素细胞。这种肿瘤可以发生在身体的任何部位，但最常见于皮肤。在恶性黑色素瘤的发病率方面，白种人比黄种人高。恶性黑色素瘤的病因多种多样，包括遗传因素、环境因素和行为因素等。一些人由于遗传因素，天生就容易患上恶性黑色素瘤。此外，长时间暴露在阳光下、使用某些药物、接受化疗或放疗等因素也可能增加患恶性黑色素瘤的风险。恶性黑色素瘤的症状包括皮肤上的斑点、斑块或结节，颜色可能为黑色、棕色或深蓝色。这些症状可能会随着时间的推移而变化，例如变得更黑或更大。其他症状还包括皮肤表面的变化，如出现凹陷、凸起或破溃等。诊断恶性黑色素瘤需要进行病理检查，即通过取一小块病变组织进行显微镜检查来确定病变的性质。

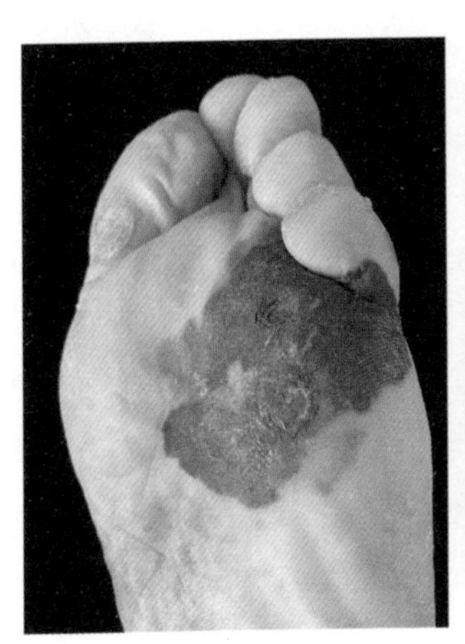

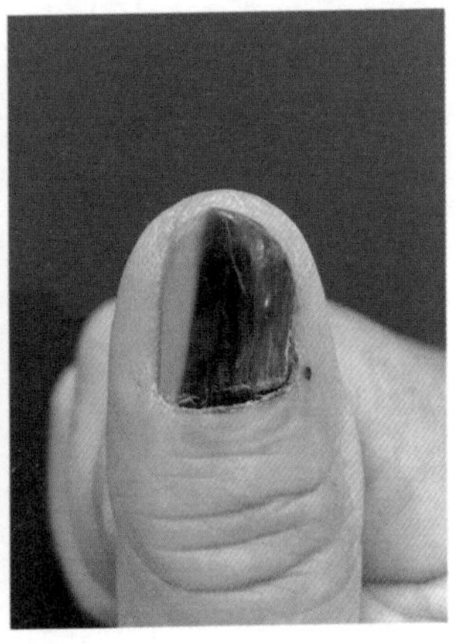

图 6.3.1　恶性黑色素瘤

6.3.2　如何治疗？

治疗恶性黑色素瘤的方法包括手术切除、放疗、化疗和靶向药物治疗等。

手术是治疗恶性黑色素瘤的主要方法之一。对于早期恶性黑色素瘤，手术切除是首选的治疗方法。通过手术切除肿瘤，可以减少肿瘤细胞的数量，降低复发的风险。手术切除的范围取决于肿瘤的大小、位置和浸润深度。一般来说，手术切除的范围应该包括肿瘤边缘的 1~2cm 的正常组织。如果肿瘤浸润的深度较深，需要扩大手术范围，以减少复发的可能性。

化学疗法是一种全身性的治疗方法，适用于已经发生转移的恶性黑色素瘤患者。通过使用化学药物，可以杀死肿瘤细胞，控制病情的发展。化学疗法的副作用包括恶心、呕吐、骨髓抑制等，需要在医生的指导下进行。

免疫疗法是一种通过调节患者自身的免疫系统来攻击肿瘤细胞的方法。目前尚处于临床研究阶段的过继免疫疗法，即应用淋巴因子活化自身性杀伤肿瘤的效应细胞，如淋巴因子激活的杀伤细胞；合用或单独使用大剂量白介素 –2 治疗，有一定的疗效。亦可系统使用或皮损内注射卡介菌多糖。免疫疗法的副作用相对较小，但需要长期使用才能发挥较好的作用。

靶向药物治疗：小分子靶向药物可以抑制肿瘤细胞的生长、扩散和转移。常见的药物包括维莫替尼、曲美替尼、卡博替尼等。免疫疗法药物则可以增强患者自身的免疫系统，识别和攻击癌细胞。常见的药物包括 PD–1 抑制剂和 CTLA–4 抑制剂。在使用靶向治疗时，通常需要进行基因检测，以确定是否存在与恶性黑色素瘤相关的特定基因突变，以便选择最适合患者的靶向药物。

除了药物治疗，恶性黑色素瘤的治疗还需要结合手术、放疗和化疗等多种方法，以达到最佳的治疗效果。总的来说，恶性黑色素瘤的靶向治疗是一种有效的治疗方法，但具体选择哪种药物需要医生根据患者的具体情况进行评估和决定。

在治疗过程中，患者需要保持良好的心态，积极配合医生的治疗方案。同时，患者需要注意饮食和休息，避免过度劳累和情绪波动。如果病情出现变化或出现不良反应，需要及时就医并告知医生。恶性黑色素瘤是一种较为严重的恶性皮肤肿瘤，需要采取综合治疗的方法进行治疗。

6.4 其他的恶性皮肤肿瘤

6.4.1 皮肤鳞状细胞癌

6.4.1.1 皮肤鳞状细胞癌是什么?

皮肤鳞状细胞癌(图 6.4.1)是一种常见的恶性皮肤肿瘤，其特征是皮肤细胞异常增生，形成鳞状细胞癌。皮肤鳞状细胞癌是一种起源于皮肤表皮细胞的恶性肿瘤，是皮肤癌的一种常见的类型。它通常发生在老年人的皮肤上，尤其是经常暴露在阳光下的部位，如面部、手背和前臂等。皮肤鳞状细胞癌的病因可能与遗传、环境因素、紫外线照射、化学物质等有关。

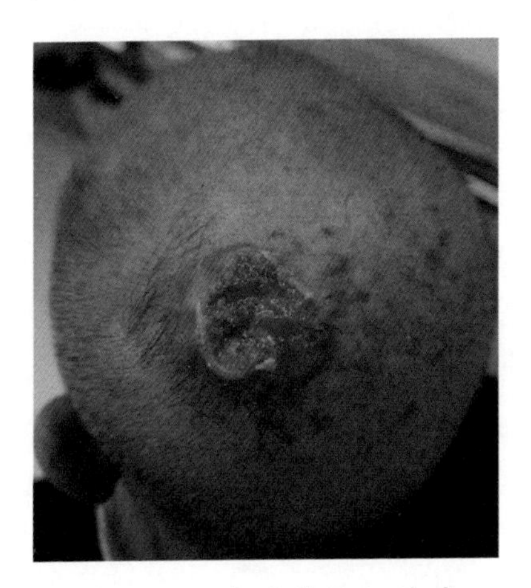

图 6.4.1 皮肤鳞状细胞癌

有关的症状表现有：①皮肤上的红斑或斑块。这些斑块可能呈鳞状，质地较硬，边界不清。②皮肤溃疡：随着病情的发展，皮肤鳞状细胞癌可能会形成皮肤溃疡，这些溃疡可能呈火山口状，边缘隆起，底部有坏死组织。③淋巴结肿大：如果皮肤鳞状细胞癌转移至淋巴结，可能会导致淋巴结肿大，这些淋巴结可能位于颈部、腋窝或腹股沟等部位。④其他的症状：皮肤鳞状细胞癌还可能伴有其他的症状，如疼痛、瘙痒、发热等。

6.4.1.2 如何诊治？

皮肤鳞状细胞癌的诊断通常通过组织病理学检查来确定。医生会取一小块病变组织进行显微镜检查，以确定是否为鳞状细胞癌。此外，医生还可能进行其他检查，如 CT、MRI 等，以了解病变的范围和转移情况。

治疗上主要有手术、放疗、化疗、免疫治疗等方式，对于早期的皮肤鳞状细胞癌，手术切除是主要的治疗方法。手术的范围取决于病变的大小和位置，可能包括切除病变组织及其周围的部分正常组织。而对于不适合手术的老年患者或手术后的辅助治疗，放射治疗可以作为选择，它通过破坏癌细胞的 DNA 来杀死癌细胞，同时减少对周围正常组织的损伤。化疗通常用于晚期或转移性皮肤鳞状细胞癌的治疗，主要是通过药物杀死癌细胞或阻止其生长。还有一些免疫治疗药物已被批准用于治疗某些类型的皮肤鳞状细胞癌，它通过增强人体免疫系统对癌细胞的识别和攻击能力来治疗癌症。

6.4.1.3 如何预防？

皮肤鳞状细胞癌的诊断和治疗需要综合考虑多种因素。预防措施包括避免过度暴露于阳光下、戒烟、避免接触有害的化学物质以及定期进行皮肤检查等。

长时间暴露在强烈的阳光下，尤其是直接暴露于夏季阳光下，可能会导致皮肤晒伤和 DNA 损伤，从而增加皮肤鳞状细胞癌的发生风险。因此，需要注意避免在阳光强烈时外出或在户外活动，使用防晒霜保护皮肤。

吸烟是导致皮肤鳞状细胞癌的一个风险因素。戒烟可以降低患皮肤鳞状细胞癌的风险。

某些化学物质，如砷、铬、镍等，可能增加患皮肤鳞状细胞癌的风险。避免接触这些有害化学物质或采取适当的防护措施。

定期进行皮肤检查：可以及早发现皮肤的异常病变，及时采取治疗措施，降低皮肤鳞状细胞癌的风险。

6.4.2 皮肤淋巴瘤

6.4.2.1 皮肤淋巴瘤是什么?

皮肤淋巴瘤是一种发生在皮肤组织的淋巴瘤，属于非霍奇金淋巴瘤。它是一种相对较少见的肿瘤，皮肤淋巴瘤是一种起源于淋巴组织的恶性肿瘤，主要发生在皮肤组织中。这种疾病通常表现为皮肤上的无痛性、不规则的肿块或结节，可以发生在身体的任何部位，但最常见于头部、颈部和躯干。皮肤淋巴瘤的病因尚不明确，可能与遗传、环境、生活方式等多种因素有关。皮肤淋巴瘤的症状通常包括以下几个方面：①皮肤肿块或结节。皮肤淋巴瘤通常表现为皮肤上的无痛性、不规则的肿块或结节，大小不一，可以单个或多个出现。②皮肤瘙痒。部分患者可能会出现皮肤瘙痒的症状，但这种症状并不是特异性的。③皮肤颜色改变。随着病情的发展，部分患者的皮肤可能会出现颜色改变，如变红、变黑等。④淋巴结肿大。部分患者可能会出现淋巴结肿大的症状，但这种症状并不是特异性的。

皮肤淋巴瘤是一种较少见的肿瘤，却是淋巴系统疾病中较为常见的一种。了解其症状、诊断方法、治疗方法和预防措施有助于及早发现和治疗该疾病，提高患者的生存质量和预后。

6.4.2.2 如何诊断?

皮肤淋巴瘤的诊断通常需要通过病理学检查和免疫组化染色等方法来确定。

病理学检查可以通过切除肿块或结节，在显微镜下观察细胞的形态和结构，进而确定是否为淋巴瘤。

免疫组化染色可以通过检测细胞表面的抗原来确定淋巴瘤的类型和分化程度。

6.4.2.3 如何治疗？

皮肤淋巴瘤的治疗通常采用化疗和放疗等方法。化疗药物可以通过口服或静脉注射进入体内，杀死癌细胞并抑制其生长。放疗可以通过高能射线照射肿瘤部位，破坏癌细胞的 DNA，从而达到治疗的目的。对于一些特殊类型的皮肤淋巴瘤，如蕈样霉菌病等，可能需要进行干细胞移植等更为复杂的治疗方法。皮肤淋巴瘤的预后因多种因素而异，包括年龄、性别、病情的严重程度、治疗方式等。一般来说，早期发现并接受有效治疗的患者的预后较好，而晚期患者的预后较差。同时，患者的心理状态、生活方式等也会对预后产生影响。因此，保持积极的心态和健康的生活方式对于提高皮肤淋巴瘤的预后具有重要意义。

目前，尚无有效的预防皮肤淋巴瘤的方法，但可以通过以下措施来降低患病风险：①保持健康的生活方式。保持充足的睡眠、均衡的饮食和适当的运动有助于增强身体免疫力，降低患病风险。②避免暴露于有害物质。避免长时间暴露于紫外线、化学物质等有害物质中，以减少对皮肤的损害。③定期检查身体。定期进行身体检查可以及早发现潜在的疾病，有助于早期治疗和提高预后。

6.4.3 皮肤纤维肉瘤

皮肤纤维肉瘤（图 6.4.2）是一种相对较为少见的恶性肿瘤，主要起源于皮肤纤维组织。这种肿瘤通常生长缓慢，但具有侵袭性，可能向周围组织扩散。皮肤纤维肉瘤的病因尚未得到完全明确，但可能与遗传、环境、生活方式等多种因素有关。例如，长时间暴露在阳光下、接触化学物质或放射线等可能增加患皮肤纤维肉瘤的风险。皮肤纤维肉瘤的症状通常表现为皮肤上出现一个缓慢生长的肿块，质地坚硬，边界不清，表面可能伴有溃疡。患者可能感到疼痛或不适，但症状往往不明显。皮肤纤维肉瘤的诊断通常需要通过病理活检进行。医生会通过手术切除肿瘤组织，并进行显微镜检查，以确定肿瘤的性质和分期。

皮肤纤维肉瘤的治疗通常采用手术切除、放疗和化疗等综合治疗手段。手术是治疗的首选方法，通过完全切除肿瘤组织，可以减少复发的风险。放疗和化疗可以用于辅助治疗，以杀死残留的肿瘤细胞，降低复发率。皮肤纤维肉瘤的预后因个体差异而异，取决于多种因素，如肿瘤的大小、分期、治疗方式等。一般来说，早期发现并接受治疗的皮肤纤维肉瘤患者的预后较好，生存率较高。然而，晚期病例的预后较差，生存率较低。

预防皮肤纤维肉瘤的关键是避免接触可能的致癌因素，如避免长时间暴露在阳光下、减少接触化学物质和放射线等。此外，保持健康的生活方式，如戒烟、限酒、均衡饮食等也有助于降低患皮肤纤维肉瘤的风险。

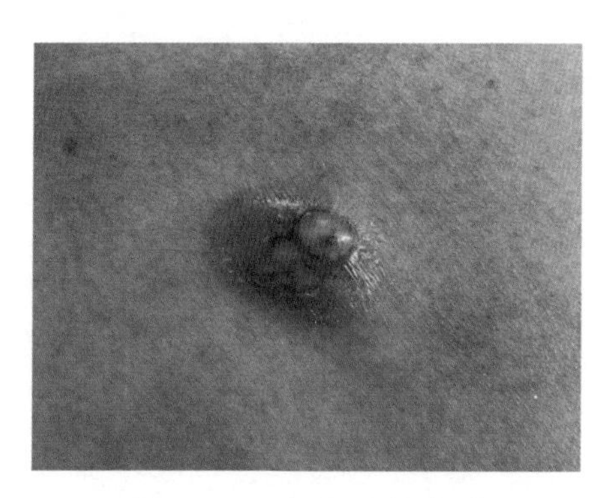

图 6.4.2　皮肤纤维肉瘤

如果您发现皮肤上有异常的肿块或溃疡，请及时就医进行诊断和治疗。

6.4.4　转移性皮肤癌

转移性皮肤癌是指从其他部位转移到皮肤的癌症，治疗方法主要为化疗、放疗、靶向治疗等。该病属于皮肤科疾病，就诊科室为皮肤科。

皮肤癌包括基底细胞癌、鳞状细胞癌、黑色素瘤等，目前病因均尚不明确，可能与遗传、环境、感染等因素有关。

皮肤癌的转移方式有直接蔓延、淋巴转移和血行转移。直接蔓延是指皮肤癌可直接蔓延至周围组织，如皮肤、皮下组织、肌肉等。淋巴转移是指皮肤癌经淋巴管转移至局部淋巴结，如颈部淋巴结、腋窝淋巴结等。血行转移是指皮肤癌可经血液转移至远处的器官，如肺、肝、骨等。

皮肤癌的转移方式与肿瘤的恶性程度、生长速度、治疗方式等因素有关。一般来说，恶性程度越高、生长速度越快、治疗方式不当的皮肤癌，越容易发生转移。

治疗转移性皮肤癌的主要方法是化疗、放疗和靶向治疗。化疗是通过使用药物杀死癌细胞来缩小肿瘤并控制其生长。放疗是通过使用高能射线来杀死癌细胞并缩小肿瘤。靶向治疗是通过使用特定的药物来攻击癌细胞并阻止其生长。

在治疗过程中，医生会根据患者的具体情况制定个性化的治疗方案。同时，患者需要积极配合医生的治疗建议，保持良好的心态和健康的生活方式，以提高治疗效果和生活质量。

（袁　波）

第7章 皮肤肿瘤治疗

7.1 痣的治疗与护理

大多数的色素痣一般不需要治疗，若是影响了美观或者产生了心理焦虑，则可以选择治疗。一些有恶变倾向或生长活跃的色素痣可以选择手术治疗。针尖大小的色素痣可以尝试激光等物理治疗。具体的治疗方案需要寻求专科医生来制定。

色素痣的治疗无特殊药物可用。

7.1.1 手术切除

指征如下。

（1）发生在头面部、手掌、足底、腰部、腋窝、腹股沟等易摩擦部位的交界痣、混合痣易恶变。

（2）色素痣出现以下的恶变体征：①体积突然增大；②颜色变黑；③表面出现糜烂、溃疡、出血或肿胀；④自觉疼痛或瘙痒；⑤周围出现卫星病灶等。

手术切除主要是针对色素痣、皮脂腺痣等。一般在局部麻醉下进行，需要少量切除色素痣周围的健康皮肤，切除后缝合。如果色素痣过大，可能需要分次切除。

手术可能会留下一定程度的瘢痕。

手术切除后可以采用减少张力的缝合，配合美容针线，可以将瘢痕的风险大大降低。

7.1.2 物理治疗

最主要的是激光治疗，包括 Nd ：YAG 激光、CO_2 激光。主要适合太田痣和较小的色素痣，需要在专科医师的评估下进行。

哪些人不能做：瘢痕体质者，怀疑有恶变倾向的、活跃的色素痣患者，先天性色素痣患者。

风险：激光治疗理论上属于二期愈合，没有手术的一期愈合来得好，因此，瘢痕的风险就更高一些，复发风险也更高。

7.1.3 如何护理?

7.1.3.1 减少摩擦

由于色素痣有恶变的可能性，所以在长色素痣之后一定要注意加强护理，尤其是要避免其受到过多的摩擦。如果色素痣长在掌跖、腰围、腋窝等容易摩擦的部位，患者就务必要加强警惕。

7.1.3.2 保持局部卫生

患者需要注意保持色素痣部位的清洁卫生，对于激光或手术切除部位要避免感染，必要时可定期使用碘伏消毒。

7.1.3.3 密切观察

在长色素痣期间，患者需要密切观察变化的情况，特别是发现色素痣边缘不规则或者颜色不均匀，以及直径超过 1.5cm 时，就更应该注意。

7.2 为美丽肌肤加分——常见的良性皮肤肿瘤的治疗

7.2.1 激 光

7.2.1.1 调 Q 激光（翠绿宝石激光）

755nm 波长激光可作用于皮肤浅层和深层真皮层，利用激光瞬间发射的高能量，击碎并去除皮肤组织中的黑色素，穿透表皮后到达病变组织。皮肤内的黑色素受热急速膨胀破裂，浅表层色素当即被弹出体外，深层基底层组织内色素碎裂成细小的颗粒，代谢后排出体外，沉积的色素逐渐减少并消失。其作用于皮肤真皮层的浅层和深层，能量击碎并去除皮肤内色素。

适应证：太田痣、颧部褐青色痣、老年斑、雀斑、咖啡斑、脂溢性角化病、文身等色素性皮肤病变。

7.2.1.2 CO_2 激光

CO_2 激光是一种气体激光，它可以让组织气化而达成治疗的目的。其主要治疗汗管瘤、脂溢性角化病（老年斑）、粟丘疹、各种疣、鸡眼、汗孔角化症等。

激光治疗后，治疗部位可能会出现红肿、灼热感。这些现象都属于正常的，只要及时做冰敷，就可以得到很好的改善，不必惊慌。

要注意创面的清洁，可以涂一些抗生素软膏，或者一些生长因子，要根据创面情况进行选择。

要注意防晒，减少色素沉着，要知道有返黑的可能性。

激光治疗后 1 周，不要沾水，不要使用化妆品，不能挤压和摩擦激光处，等待其结痂、自然脱落，切勿用手去抓。

7.2.2 冷　冻

液氮冷冻治疗是利用液氮产生的低温使病变组织坏死，以达到治疗的目的，细胞内冰晶形成、细胞脱水、脂蛋白复合物变性及局部血液循环障碍等是冷冻的效应机制。

在皮肤科，液氮冷冻疗法适用于各种疣、化脓性肉芽肿、结节性痒疹、瘢痕疙瘩、浅表良性肿瘤等疾病的治疗。

液氮冷冻治疗一次往往不能清除所有的坏死组织和病原微生物，因此需要多次治疗。应等待局部皮肤结痂脱落之后再做下一次治疗。一般每 2 周左右重复治疗 1 次，直至肿物消退。具体的治疗次数因人而异。

孕妇可以做液氮冷冻治疗，一般对孕妇身体和胎儿没有影响。但液氮冷冻治疗会引起疼痛，疼痛刺激可能对孕妇有影响。

如果对疼痛很敏感，则暂时不做冷冻治疗。

液氮冷冻治疗后对创面要保持清洁、干燥，建议冷冻后 3 天内尽量不要让伤口沾水，以免得伤口继发感染。但是否可以洗澡也因冷冻部位而异。患者可以用毛巾局部擦洗正常的皮肤以保证皮肤清洁、干燥。

液氮冷冻治疗是利用液氮产生的低温，使病变组织坏死，达到治疗的目的。一般无须麻醉，治疗过程中患者可有轻微的疼痛。冷冻可减低末梢神经的兴奋性，故治疗时疼痛一般能耐受。治疗后局部可出现疼痛，1~2 天内可自行缓解。

7.2.3 光动力治疗

光动力治疗是用光敏药物和激光活化治疗肿瘤、癌前病变、增生性皮肤疾病、血管性疾病的一种新方法。用特定波长照射病灶部位，能使选择性聚集在病灶组织的光敏药物活化，引发光化学反应从而破坏病灶。新一代光动力疗法中的光敏药物会将能量传递给周围的氧，生成活性很强的单态氧。单态氧能与附近的生物大分子发生氧化反应，产生细胞毒性，进而杀伤病变细胞。与传统疗法相比，光动力治疗的优势在于能够精确进行有效的治疗，这种疗法的副作用也很小。

7.2.4 手　术

常见的良性肿瘤，如脂溢性角化病、皮肤赘生物、脂肪瘤等，一般无须治疗。若肿物较大，影响患者的生活，或压迫到周围组织，则可选择手术切除。手术切除后需注意保护创面，避免切口开裂及感染等情况。

7.3 为生命保驾护航——常见的恶性皮肤肿瘤的治疗

7.3.1 手术治疗

手术治疗为常见的恶性皮肤肿瘤的首选治疗方法。对于早期的恶性皮肤肿瘤，效果非常不错，扩大切除后基本不会复发。

常见的恶性皮肤肿瘤多发生于头面部，因此，如果缺损较大时，需要选择一定的修复方式。常见的有皮瓣转移术、植皮手术，或旷置后自行愈合。

7.3.1.1　**皮瓣转移术**

皮瓣转移术（图 7.3.1）：皮瓣是由有血液供应的皮肤及其附着的皮下脂肪组织所形成。在皮瓣形成与转移的过程中，必须有一部分与本体（供皮瓣区）相连，此相连的部分称为蒂部，以保持血液供应，其他在面及深面时均与本体分离，转移到另一创面后（受皮瓣区），暂时仍由蒂部血运供应营养，等受皮瓣区创面血管长入皮瓣，建立新的血运后，再将蒂部切断，完成皮瓣转移的全过程，故又名带蒂皮瓣，但局部皮瓣或岛状皮瓣转移后则不需要断蒂。

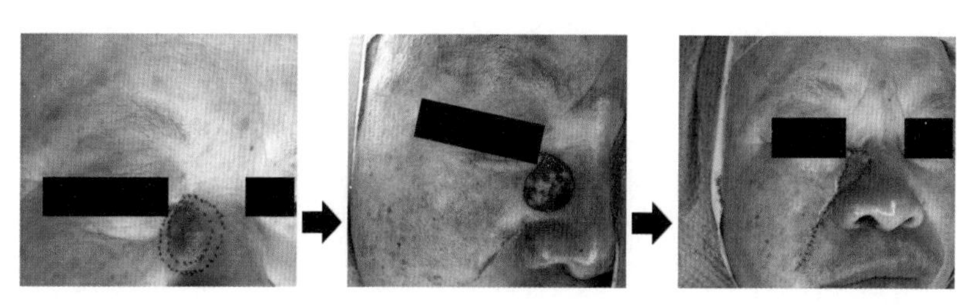

图 7.3.1　*皮瓣转移术*

皮瓣转移后，由于带有全层皮肤和丰富的脂肪组织，其收缩性远较游离植皮小得多，而且可耐受外力摩擦，并能保持皮瓣转移前原有的色泽。皮瓣在美容整形术中，能覆盖深大创面，保护深部组织，对器官、体形的美容整形是一种理想的材料。

选择的原则大致有以下几方面：①选择皮肤质地、颜色近似的部位为供皮瓣区；②以局部、邻近皮瓣的安全简便的方案为首选；③应尽可能避免不必要的“延迟”及间接转移；④皮瓣设计面积大小，应比经切除瘢痕松解后的实际创面大 20% 左右；⑤应尽量选择血运丰富的轴型皮瓣或岛状皮瓣移植。

皮瓣形成时，应注意皮瓣的血液循环，皮瓣形成后早期的营养供应主要依靠蒂部血液循环供应以维持其活力。任意皮瓣的长与宽的比例一般不宜超过 2 ： 1，在面颈部由于血液循环良好，长宽比例可略为增至（2.5~3.0）： 1，超过一定的比例，皮瓣远端即可出现血运障碍或坏死。设计皮瓣时还应使蒂部略宽，并循环主要血管的走行方向以保证血液循环。

7.3.1.2 术后护理

手术后预防感染是非常重要的。保证移植的部位不被感染是手术成功的条件及皮瓣成活的关键。保持患者的伤口敷药的清洁、干燥。如果有渗出或者污物，要及时进行清洁和更换，要时刻注意渗出物的形状、颜色和气味，及时有效地使用抗生素。

要加强营养的补充，要注意摄入蛋白质、维生素、电解质丰富的营养品或食物。患者应该多食用一些富含营养和纤维素的且容易消化的食物，保证自己身体的免疫力，预防便秘。

要注意保护肢体，最好不要活动，避免活动的时候损伤到皮瓣。注意包扎的时候不宜过紧，以免使其受到压迫。包扎皮瓣的时候要露出皮瓣的中央部分，方便进行皮瓣的观察。手术之后的治疗都要缓慢轻柔，以免损伤到皮瓣。

医护人要严密观察皮瓣的血运情况，通过皮温、肤色、肿胀程度、毛细血管反应等指标，进行细致全面的观察，做到尽早发现情况、尽早处理。

7.3.2 光动力治疗

光动力治疗可用于一些无法手术或创面较大的患者，特别是一些高龄患者，尤其适用于病变较浅的日光性角化病患者。

日光性角化病一般多发生于长期受日晒的老年人。这种病常发生于面、耳、手、背、前臂等暴露部位，患处多为正常的皮色或淡红色扁平丘疹或小结节，米粒至蚕豆大小；日久转变为黄褐色或黑褐色，表面有干燥的角质痂皮，不易剥离，强行剥脱时极易出血。本病多数无自觉症状，很容易被忽视，但该病具有较高的癌变率。

日光性角化病的面积一般较大且分散，手术创面往往较大，用光敏剂外敷于病损部位后，再进行照光治疗，能够有效地杀伤异形细胞，阻止病情的进展。

一些特殊部位的基底细胞癌、鳞状细胞癌等，也可行光动力治疗。

7.3.2.1　操作后的须知

光动力治疗后注意结合其他的检查来明确患者的具体病情。早期肿瘤经治疗后无须特殊处理，也无须禁食。中晚期肿瘤经治疗后，主要是观察患者的生命特征，测血压、脉搏、呼吸等，并做好相关并发症的预防，个人保持精神放松，注意个人清洁，保持清淡的饮食。

7.3.2.2　治疗后的注意事项

患者在日常生活中需注意光动力治疗以后，对面部的皮损区域不能化妆，定时观察穿刺伤口是否有渗液或者是出血，保持个人清洁，避免穿刺口感染，适当避光，注意休息，按时起居。

肿瘤患者进行光动力治疗后当天不宜进行剧烈运动，需要卧床休息，第二天可以逐渐恢复正常的体力活动，但要避免剧烈运动。待患者的身体恢复后，可适当进行体育锻炼，如散步、骑自行车、游泳等，以增强体质。皮肤病患者做完光动力治疗后可正常运动。

治疗后患者应注意忌口，不吃辛辣刺激类、海鲜类的食物。应当选择膳食纤维含量高的食物，如谷类中的粗粮，像玉米、小米、燕麦、大麦；蔬菜中的叶菜，像韭菜、芹菜、菠菜、油麦菜、小白菜；还有水果，如苹果、香蕉、橘子、柠檬、柚子等。

7.3.3 药物治疗

7.3.3.1 基底细胞癌

Hedgehog（Hh）信号通路控制脊椎动物与非脊椎动物众多发育过程中细胞的生长及分化。该通路异常，将导致出生缺陷、癌症及肥胖等多种发育异常和生理性疾病。随着 Hedgehog 信号通路在基底细胞癌发生发展过程中的作用机制被不断深入了解，抑制该通路的药物也得到充分开发。磷酸索立德吉胶囊是一种口服 Hedgehog（Hh）信号通路抑制剂，可用于治疗不宜手术治疗或放疗，以及手术治疗或放疗后复发的局部晚期基底细胞癌成年患者。

7.3.3.2 恶性黑色素瘤

目前，比较常见的可以用于治疗恶性黑色素瘤的靶向药物，主要有维罗非尼、达拉非尼、曲美替尼和比美替尼等。另外，也可以选择其他种类的靶向药物进行治疗。

恶性黑色素瘤起源于黑素细胞，容易发生转移，临床死亡率也比较高。因此，早期的诊断以及及时进行规范的治疗显得尤为重要。恶性黑色素瘤的治疗方法，仍以及早进行局部的手术切除为主，以最大限度治愈。除了手术切除之外，还可以配合相应的化疗、放疗、免疫治疗等，以取得更好的预后。

免疫治疗是指针对机体低下或亢进的免疫状态，人为地给予增强或抑制免疫功能的实现以达到疾病治疗的目的。通常情况下，免疫治疗的手段应用较多，而且被广泛应用到所有疾病的治疗过程中。恶性黑色素瘤等免疫治疗主要是通过将人体内的免疫系统进行激活，激活免疫系统可以依据自身的免疫功能，对肿瘤细胞以及癌症细胞进行清除。这种治疗方法与常规的手术治疗、放疗、化疗、靶向治疗方法具有一定的差异性。其特点主要针对的是机体内免疫系统组织，而并不是肿瘤细胞组织。

免疫检查点抑制剂是免疫治疗的新方法。免疫治疗作为近年来新兴的肿瘤抑制生长治疗方法，对于临床医学发展起到重要的影响。免疫系统中存在多个检查点 / 抑制途径，可防止免疫细胞破坏正常的宿主细胞（自身免疫）。其中一种途径涉及 PD-1 和程序性死亡配体 -1（PD-L1）之间的相互作用。PD-1 表达于 T 细胞、B 细胞和自然杀伤细胞（NK）的表面。它们也在调节性 T 细胞（Treg）的表面表达，并能增强它们的增殖和功能。另外，PD-L1 在各种细胞类型的表面表达，包括内皮细胞、上皮细胞、癌细胞和造血细胞。识别抗原后，T 细胞表面的 PD-1 上调，而细胞因子和癌基因上调 PD-L1 的表达。T 细胞受体对抗原的识别也导致 PD-1 与 PD-L1 结合，从而激活信号通路，最终抑制肿瘤细胞凋亡、T 细胞增殖，并将效应细胞转化为 Treg。PD-L1 存在于多种癌细胞类型中，包括黑色素瘤、肺癌、肝细胞癌、肾细胞癌和默克尔细胞癌。PD-1/PD-L1 抑制剂是目前肿瘤免疫治疗研究中最热门和最受欢迎的方向，在治疗恶性肿瘤、改善患者预后方面具有较大的应用前景。其中，纳武利尤单抗以及帕博利珠单抗是 PD-1 抑制剂，能够抑制 PD-1 和 PD-L1 之间的相互作用，从而抑制该通路并增强免疫介导的肿瘤破坏。

免疫治疗中主要可以实施大剂量的干扰素治疗，如纳武利尤单抗（3mg/kg，2 周 1 次）、帕博利珠单抗（2mg/kg，3 周 1 次）/ 特瑞普利单抗（240mg，2 周 1 次），这种情况下只适合用于患者的皮肤、肢端黑色素肿瘤的治疗。帕博利珠单抗（2mg/kg，3 周 1 次)+ 阿昔替尼（5mg ，每天 2 次）或者特瑞普利单抗（240mg，2 周 1 次）+ 阿昔替尼（5mg，每天 2 次）适用于黏膜黑色素瘤的治疗。帕博利珠单抗可以与 PD-1 高度亲和。人源化的单克隆 IgG_4-K 同型抗体，对 PD-1 进行调控的同时阻断 PD-1 与 PD-L1 结合，进而减少其活化特性，对 T 细胞活性进行提高，减少免疫抑制，实现抗肿瘤免疫反应增强，而且美国食品药品监督管理局已经在 2014 年批准了帕博利珠单抗在恶性黑色素肿瘤中的使用。

免疫治疗在黑色素瘤中的辅助治疗应用：NCCN 指南中恶性黑色素瘤的治疗主要需要对患者进行临床分析，同时利用影像学技术进一步了解患者的症状，或加强对淋巴结进行监测或者完全清除以此实现患者疾病的治疗。但是外科治疗方法结束后，仍需要进一步加强对患者进行辅助治疗。目前，免疫辅助治疗主要有纳武利尤单抗以及帕博利珠单抗等。

7.3.4 灌注疗法

肿瘤灌注治疗也就是肿瘤灌注化疗，是通过将化疗药物注入恶性肿瘤的部位，将肿瘤组织杀死来达到控制肿瘤增长和抑制病情进展的目的。

肿瘤灌注化疗包括腹腔内灌注化疗、胸腔内灌注化疗以及膀胱内灌注化疗等。化疗药物灌注的部位不同，所治疗的范围也不同，比如腹腔内灌注化疗主要适用于治疗腹腔或盆腔部位恶性肿瘤以及合并癌性腹腔积液等，而膀胱内灌注化疗则主要适用于治疗晚期膀胱癌及术后复发的症状。

灌注治疗前要完善血液检验、心电图以及胸片等检查，以做出详细、准确的评估，明确是否存在灌注化疗的禁忌证，减少不良反应的发生。

（杨　枫　江欣雨）

第8章 皮肤癌的研究进展

8.1 皮肤癌病因的深入探讨

近年来，皮肤癌的发病率逐年上升，人们不禁疑惑为何皮肤癌会“找上门”？其实，皮肤癌的发生除了有一定的遗传因素外，还与我们的日常生活环境、习惯等息息相关：阳光中强烈的紫外线、某些化学物质、放射线的暴露，都可能成为皮肤癌的“催化剂”。

8.1.1 遗传因素：皮肤癌的隐秘诱因

遗传因素在皮肤癌的发病中也扮演着重要角色。人类基因组测序技术的应用，以及对流行病学统计数据结果的分析发现，皮肤癌与遗传密切相关的因素包括两类：一类是完全由遗传基因决定的遗传性肿瘤；另一类是没有发现遗传的物质基础，但有明显的遗传倾向。遗传因素在皮肤癌发生中的作用是对致癌因子的易感性或倾向性，当暴露在同样的致癌环境中时，有皮肤癌家族史的人更容易发生皮肤细胞 DNA 损伤和基因突变，增加患癌的风险。

通常情况下，恶性黑色素瘤家族史比基底细胞癌或鳞状细胞癌更有意义：约有 10% 的皮肤黑色素瘤患者有家族史，家族性非典型多痣黑色素瘤综合征会增加患有恶性黑色素瘤的风险，同时，还会增加胰腺癌的风险。已有研究证实，特定基因（*P16*、*CDKN2A*）中的先天性突变（即胚系突变）会导致遗传性黑色素皮肤癌。

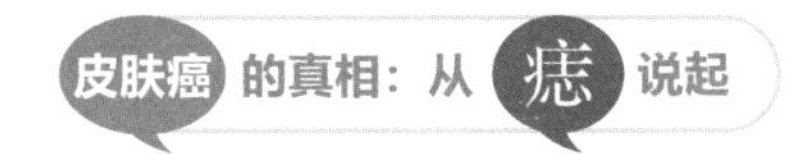

因此，当出现 45 岁之前诊断出黑色素瘤，且家族中至少有 3 名血亲患有黑色素瘤或胰腺癌等情况，需进行专业的遗传咨询和相关的基因检测。

8.1.2 紫外线暴露：皮肤的无形杀手

早在 20 世纪初，科学家们就发现北美和欧洲的皮肤黑色素瘤的发病率随纬度的变化。1983 年，Rundel R D 教授首次提出紫外线辐射对基底细胞癌和鳞状细胞癌的发生有促进作用。后来，越来越多的科学家指出紫外线是造成皮肤癌的危险因素。

紫外线是太阳光的一部分，分为长波紫外线（UVA）、中波紫外线（UVB）和短波紫外线（UVC）。其中，UVA 能穿透皮肤而到达真皮层和皮下组织，破坏胶原纤维和弹性纤维，同时对基底层的黑素细胞产生大量的黑色素，是皮肤老化、出现黑斑及皱纹的主要原因；UVB 的穿透力较 UVA 弱，可达皮肤的表皮层，使皮肤“晒伤”，出现红斑、水疱；UVC 尽管对人体的伤害较大，但在穿过大气层时，已被臭氧层全部吸收。因此，紫外光谱致癌作用最强的部分是波长为 290~320nm 的 UVB。

世界卫生组织国际癌症研究机构已将紫外线列为一类致癌物。紫外线辐射（ultraviolet radiation，UVR）可以直接损伤细胞和引起免疫功能的改变，从而对皮肤产生破坏作用。研究发现，UVR 主要引起 DNA 损伤、基因突变、免疫抑制、氧化应激和炎症反应，而这些结果都在皮肤的光老化和皮肤癌的发生中起着重要的作用。大量的研究证明，UVR 与多种皮肤癌的发生有着密切的关系。其中，发病率最高的是基底细胞癌，通常发生在 50 岁以上皮肤白皙的老年人的阳光暴露部位，男性比女性更易受累。其次，为鳞状细胞癌。过度的 UVR 会引起皮肤组织代谢异常，机体免疫水平降低，从而导致细胞变异并发生癌变，这是鳞状细胞癌发病率年轻化的原因之一。

因此，目前可以采取的预防皮肤癌的最好和最便宜的措施仍然是充足的防晒。

8.1.3 皮肤颜色：白皙肤色的双重挑战

个体的皮肤颜色也与皮肤癌的发病率密切相关。研究表明，白皙皮肤的人比深色皮肤的人容易得皮肤癌，特别是对日光敏感、容易被晒伤的人。相反，深色皮肤的人罹患皮肤癌的风险较低。

白种人皮肤癌的发病率最高，黄种人次之。在欧洲大陆，基底细胞癌发病率的增长速度为每年每 10 万人中增加 1 人。目前，其已成为欧洲人口中最常见的恶性肿瘤，占癌症总数的 30%。这可能和他们皮肤中缺乏黑色素保护有关。黑色素有助于吸收和阻挡紫外线的辐射。白种人通常相对缺乏黑色素，因此，皮肤对紫外线的防护相对较弱，增加了患皮肤癌的风险。

8.1.4 年龄：时间的痕迹

美国国家癌症研究所的调查数据显示，皮肤癌多发于中老年人。其中，发病的高峰年龄为 65~74 岁，男女比例为 1.6 ∶ 1。中国皮肤癌住院患者的年龄主要集中在 50 岁以上，其中，60~70 岁年龄组所占的比例最大。老年人的皮肤癌发病率较高，可能与长期日晒引起的紫外线累积、皮肤的老龄化以及免疫系统的衰减有关。研究证明，人皮肤的黑素细胞会随着年龄的增长而减少，并且发生形态变化，使 UV 穿透性增加和细胞介导的皮肤免疫力下降，导致老年人较难修复由于紫外线暴露引起的 DNA 损伤。

8.1.5 化学物质的暴露：环境中的潜在威胁

长期接触化学致癌物质，如沥青、焦油衍化物、苯并芘、砷、多环芳香族碳氢化合物、木馏油、石蜡等，均会增加罹患皮肤癌的风险。以沥青为例，沥青及其所含的蒽、菲、吖啶等均系光毒物，在紫外线的作用下可引起光生物效应：沥青在有氧条件下通过光能作用发生光化学反应，反应生成的自由基、过氧化物引起细胞损伤，进而引起皮肤黏膜慢性炎症，最终导致皮肤癌。

相关的动物实验表明，小鼠皮肤长时间暴露在沥青烟尘中可导致皮肤鳞状细胞癌。

除此之外，日常使用的化妆品、染发剂中的一些化学物质也有致癌风险。如永久性染发剂中使用的苯二胺等氧化性染料属第三类致癌物。研究指出，对苯二胺会经皮肤等方式被人体吸收并在体内积蓄，有一定的致癌性，可能增加皮肤基底细胞癌等癌症风险。而化妆品中含有各种化学物质，比如焦油、色素、染料、苯或者甲醛等，这些有毒物质可以通过皮肤被身体吸收。长期使用会加速皮肤衰老，更严重者可能会导致皮肤癌。值得注意的是，科学家们发现化妆品标签上有“持久耐用”和“耐磨”的产品中的有毒物质的含量更高。

8.1.6 辐射的暴露

研究显示，长期接收放射线的患者在多年之后，有少数可在放射治疗部位发生皮肤癌。此外，长期接触 X 线而保护不当的放射工作者，也偶见皮肤癌。放射线的致癌效应通常需要长时间的剂量积累，长期暴露有可能增加罹患皮肤癌的风险。但日常用于疾病辅助诊断的 X 线检查、CT 检查的剂量通常很低。常见的胸部正位片接受 X 线照射的剂量在 0.02~0.05mSv，一次筛查肺癌的低剂量辐射约为 1mSv，而我国放射防护标准规定 5 年内每年接受的平均辐射上限为 20mSv。

除医疗辐射外，还有空勤人员辐射、氡辐射、核辐射暴露等，均与皮肤癌的发病息息相关。

8.2 皮肤癌诊断方法详解：那些你不知道的“侦察兵”

皮肤癌位于体表，颜色、质地、形状常会发生改变，易于察觉，但由于其多变的形态，早期皮肤癌与色素痣的外貌相近，因此，临床需借助各种方法来进行鉴别和诊断。本文将为你呈现皮肤癌诊断的最新战况，带你一览这场没有硝烟的战争。

8.2.1 皮肤镜：微观世界的哨兵

皮肤镜是一种无创性显微图像分析技术，用于观察皮肤浅表组织的微细结构和色素分布。

目前，皮肤镜已成为皮肤科影像学检查的重要的组成部分，极大地提高了皮肤癌的早期诊断的准确性。未来的皮肤镜技术可能会引入多光谱成像，以获得更多关于皮肤病变的光谱信息，有助于提高对不同组织和细胞的辨别能力，从而更精准地诊断。皮肤镜还可能实现实时三维显微镜成像，能够以更全面、更深入的方式观察皮肤结构，并结合远程医疗和云端服务，通过网络远程访问患者的皮肤镜图像，实现在线诊断和治疗建议。

8.2.1.1 常见的皮肤镜设备

皮肤镜是由光、机、电一体化硬件和软件组成的设备，根据特性和应用进行分类。

1. 按照皮肤镜的体积大小分类

（1）便携式皮肤镜

便携式皮肤镜（图 8.2.1）多数与手机或相机接驳。便携式皮肤镜包含光学镜头和光源，不包含成像装置。可以直接通过肉眼观察或通过连接手机或数码相机接驳采集数字化图像。

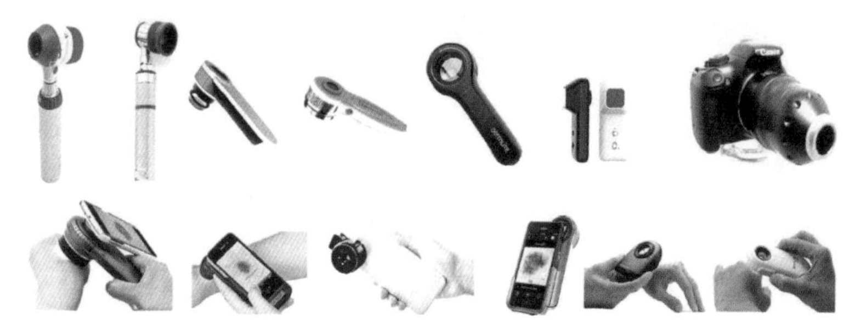

图 8.2.1 便携式皮肤镜

（图片来源：孟如松，崔勇 . 多模态皮肤病医学影像诊断图谱 [M]. 北京：人民卫生出版社，2021.）

（2）移动式皮肤镜

移动式皮肤镜（图 8.2.2），手持自带微小视频显示。移动式皮肤镜包含皮肤镜和增加成像装置与显示屏，并具有可以拍摄并存储图像文件的功能，也可与网络连接进行图像通信。

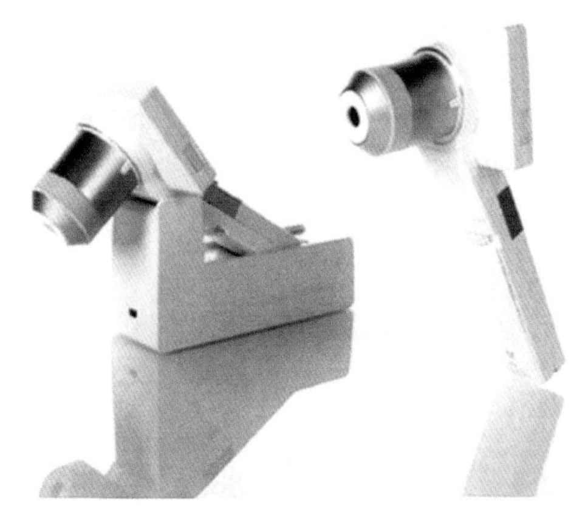

图 8.2.2　移动式皮肤镜：自带微小视频显示，可直接观察和存储

（图片来源：孟如松，崔勇．多模态皮肤病医学影像诊断图谱 [M]. 北京：人民卫生出版社，2021.）

（3）工作站式皮肤镜

工作站式皮肤镜（图 8.2.3），又称皮肤镜图像分析系统，也有厂家设立毛发镜工作站或系统，均包括皮肤镜和宏观图像成像装置、电脑、输出和通信、系统专业级软件包支持。

皮肤镜和宏观图像成像装置，可以实时通过专业级显示器进行预览和采集；同时具备图文管理、标准化诊断模块、皮肤镜图像测量、图文报告输出等功能。根据临床需要，各厂家自行制定企业目标，进行工作站式皮肤镜软、硬件配置，经国家食品药品监督管理局主管部门批准后方可进入临床应用。工作站式皮肤镜放大倍数较移动式及便携式皮肤镜更大，还可以连接电脑、存储图像，从而有助于医生生成检查报告。

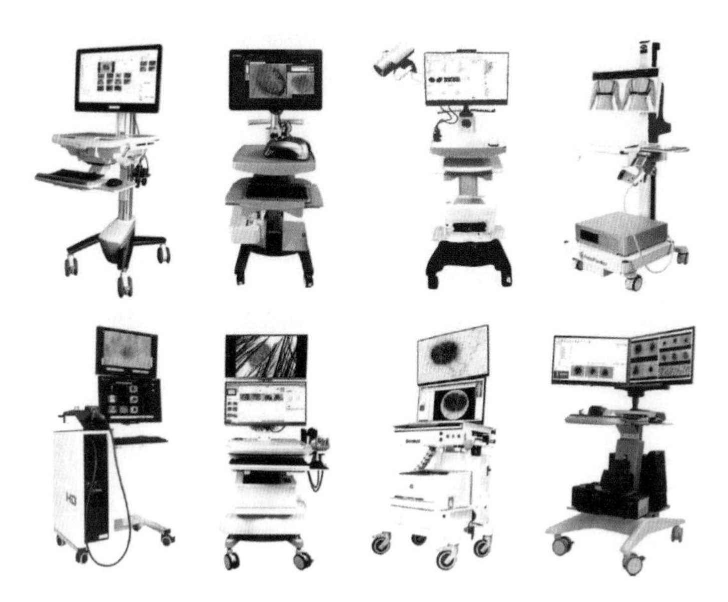

图 8.2.3　工作站式皮肤镜

（图片来源：孟如松，崔勇．多模态皮肤病医学影像诊断图谱 [M]. 北京：人民卫生出版社，2021.）

2. 按照光谱特性分类

（1）UV 光皮肤镜系统

UV 光皮肤镜系统采用蓝光、紫外光（荧光）320~400nm 波段的不可见光作为照明光源，设置配套的皮肤镜光学成像装置来组成 UV 光皮肤镜系统。

（2）多光谱皮肤镜系统

多光谱皮肤镜系统采用 400~1000nm 的光谱，根据观察目标的要求，选择不同的波段的光谱作为照明光源，进行光谱分类图像采集，并设置配套的皮肤镜光学成像装置来组成多光谱皮肤镜系统。

（3）皮肤镜分光光度仪

皮肤镜分光光度仪采用固定 4 个波段的光谱，如红光、绿光、蓝光和全波段的光谱作为照明光源，进行分类图像采集，并设置配套的皮肤镜光学成像装置及特定的专业软件系统，常被用于黑素细胞肿瘤的半定量分析和鉴别诊断。

3. 按照光学成像原理分类

（1）非偏振光皮肤镜

观察时需滴加油性或液体介质，又称之为接触式皮肤镜，相反的图像不清晰。

（2）偏振光皮肤镜

其通过偏振光实现反射光过滤，无须浸润液，又称之为非接触式皮肤镜。

（3）非偏振光和偏振光二合一型皮肤镜

其具备偏振光和非偏振光，同时具备可接触式或非接触式两种功能的皮肤镜装置。

8.2.1.2 皮肤镜的优势

大家都知道黑色素瘤是黑素细胞来源的一种高度恶性的肿瘤，简称恶黑。恶性黑色素瘤可由先天性或获得性良性黑素细胞痣演变而成，或由发育不良性痣恶变而来，也可以是新发生。近年来，恶性黑色素瘤的发生率和病死率逐年升高，与其他实体瘤相比，其致死年龄更低。恶性黑色素瘤除早期手术切除外，缺乏特效治疗，预后差。因此，恶性黑色素瘤的早期诊断和治疗极其重要。皮肤镜作为皮肤科医生的“听诊器”，可以帮助医生早期发现恶性黑色素瘤等疾病。

简单来说，皮肤镜具有操作简单、无创、无辐射、无痛、检测时间短、费用适中等优势，常用于鉴别非黑素细胞和黑素细胞性皮损，能显著提高恶性黑色素瘤、基底细胞癌、鳞状细胞癌等恶性肿瘤的诊出率，可以对色素痣进行监测。此外，由皮肤镜发展来的毛发镜可以观察到毛囊和毛干的情况，有助于脱发治疗的评估。

优势 1：皮肤镜检查可显著提高恶性黑色素瘤在体内诊断的

准确性。皮肤科医师通过肉眼只能诊断 65%~80% 的恶性黑色素瘤。例如，在美国纽约大学兰格恩医学中心的皮肤肿瘤科，经严格条件筛选诊断恶性黑色素瘤的准确率仅为 64%。然而，皮肤镜的运用则提高 10%~27% 的诊断准确率。

优势 2：皮肤镜检查可鉴别出大部分的恶性黑色素瘤的皮损。用肉眼难以辨别某些具有恶性黑色素瘤临床特征的色素性皮损，在皮肤镜下则可以明确判断为其他类型的皮损。

优势 3：皮肤镜可减少不必要的活检。研究表明，通过与肉眼诊断比较，皮肤镜的运用降低了色素性皮损的良 / 恶性活检的比例。

优势 4：相比皮肤科医师使用的其他一些仪器（如反射共聚焦显微镜），皮肤镜的价格相对便宜，因此，多数从业者能够承担这些费用。

优势 5：皮肤镜检查的操作简便。将液体或凝胶滴在皮肤表面，将皮肤镜的玻璃板置于病变观察的位置上，通过目镜放大可呈现清晰的图像。在液体界面可调整角质层和玻璃板之间的折射率，故可直视皮肤的深层结构。然而，随着偏振光皮肤镜的问世，已经不再需要液体作为媒介，镜面可直接与皮肤接触。

优势 6：现已创建一些有用的诊断方法，以帮助皮损的分类。

优势 7：皮肤镜拓展了早期黑色素瘤的临床诊断空间。黑色素瘤如不能被及时确诊，极有可能危及生命。皮肤镜对于恶性黑色素瘤的诊断很有帮助，如果能及时确诊并在早期得到切除，恶性黑色素瘤是可以治愈的。

优势 8：皮肤镜检查技术是一项无创技术，肉眼即可观察皮下的显微结构。因此，皮肤镜不需患者负担创伤性操作的费用，如活检费、活检标本费，以及皮肤病理学诊断咨询费，从而也避免了不必要的活检，从整体上降低了医疗成本。

优势 9：皮肤镜检测的时间成本较少。研究显示，正规的专科检查不使用皮肤镜的话约花费 70s，而使用皮肤镜的检查需花费 142s。还有学者总结用或不用皮肤镜，专科检查通常都少于 180s。他们认为这是一个相当合理的时间，可以有效地降低皮肤癌的病死率。

优势 10：Meta 分析已经证明皮肤镜的优越性和实用性。大量研究提供的数据显示，皮肤镜诊断的准确性优于肉眼检查。

优势 11：皮肤镜可使观察者将注意力进一步集中在皮损上。皮肤镜给医师提供了一个重新思考诊断的机会，增加了医师做出正确诊断的概率。

优势 12：皮肤镜检查有助于鉴别非黑素细胞性皮损和黑素细胞性皮损。

优势 13：皮肤镜检查增强了临床医师对疾病诊断的自信。研究表明，通过与肉眼诊断皮肤疾病相比较，皮肤镜检查极大地增强了临床医师对于疾病诊断正确率的自信心。同时，该项检查为患者后续处理中是否需要进行皮肤活检提供了依据。对于皮肤镜检查能明确为良性的皮损，完全可以避免活检。

优势 14：皮肤镜检查有助于在较大的病灶内辨别可疑的病灶，并有助于指导可疑部位的病理活检。

优势 15：皮肤镜检查可以更精确地界定病灶的边界，指导手术切缘的位置。

8.2.1.3 皮肤镜的工作原理

皮肤镜是一个放大镜吗?

其实并不是，除了放大功能以外，还有光学系统的存在，与其性能、配套的光学特性和所接驳的硬件有关。皮肤镜可以提供更多肉眼不可见的信息，这些特征与皮肤组织病理学的变化有着特殊和相对明确的对应关系。根据这些对应关系，确定了皮肤镜诊断的敏感度、特异度。可以通过皮肤镜观察到皮肤表面或更深的结构和颜色信息，这是由光学原理导致的。

皮肤科医师通过肉眼观察皮肤可以评估病变的大体的形态特征，如大小、形状、颜色、轮廓和分布。但根据学者 Rayleigh 的判断，人眼在 25cm 处观察物体的分辨率约在 0.1mm，而色素痣中典型色素网的网格线宽度则在 0.05mm 以下，因此，人的肉眼无法观测到诸如色素网、毛细血管襻这样的亚微观结构。借助皮肤镜的放大功能，在放大 10 倍之后，这些亚微观结构就能被肉眼识别，为皮损形态学评估开创了新的视角。

皮肤镜的功能特性由两种指标体现：一是其放大倍数。目前，临床常用的皮肤镜放大倍数在 6~50 倍，以 10 倍为常用。二是其消除皮肤表面反射光所采用的技术。光具有波粒二象性，波动性的特性是在不同介质的界面上能产生反射和折射。在观察皮肤的时候，由于角质层中空气和角蛋白折射率不匹配造成的反向散射，在皮肤表面会产生大量的“眩光”。这些反向散射光会掩盖更深层皮肤的反射（图 8.2.4）。这种“眩光现象”干扰了对深部皮肤的观察，因此，凭肉眼仅能观察皮肤表层浅层（角质层）的特征，无法观察表皮深层和真皮层的信息。如何尽可能消除这种干扰呢？皮肤镜为了能观察到表皮深层的颜色与结构信息，需要过滤来自皮肤表层的大量的反射光。从实现原理上，其分为非偏振光皮肤镜（NPD）和偏振光皮肤镜（PD）。

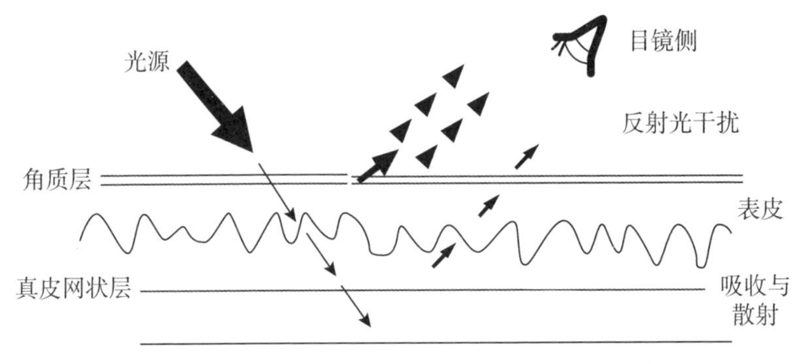

图 8.2.4　反射光干扰影响皮肤结构的观察

（图片来源：孟如松，崔勇 . 多模态皮肤病医学影像诊断图谱 [M]. 北京：人民卫生出版社，2021.）

（1）非偏振光皮肤镜的原理

非偏振光皮肤镜本身无法过滤来自皮肤表面的反射光，需要在皮肤镜和皮肤表面之间添加折射率匹配材料来消除皮肤表面的反射眩光。将透镜和被观察物之间的介质从空气换成水或其他液体，即将有反射的空气 - 皮肤界面代替为无反射的油 - 皮肤界面。在光学中，折射率匹配材料是一种物质，通常是液体或凝胶，其折射率接近于另一物体（如透镜、材料、光纤等）的折射率。当具有相同折射率的两种物质接触时，光从一个传递到另一个，既没有反射，也没有折射。不同物质的折射率为空气 1.0，水 1.33，玻璃真皮网状层 1.5，浸润液 1.55，角蛋白 1.6。通过使用折射率匹配材料，可以有效减少皮肤表面的反射光，进而观察皮肤深层的结构和颜色信息。对皮肤镜来说，选择浸润液时，应选择与皮肤镜的镜片和皮肤表面折射率相近似的液体。对于常用的浸润液，根据折射率的不同，可以选择矿油、香柏油、液状石蜡、超声耦合剂、医用酒精或水。采用浸润液可以有效减少反射光的干扰（图 8.2.5），观察到表皮下部。

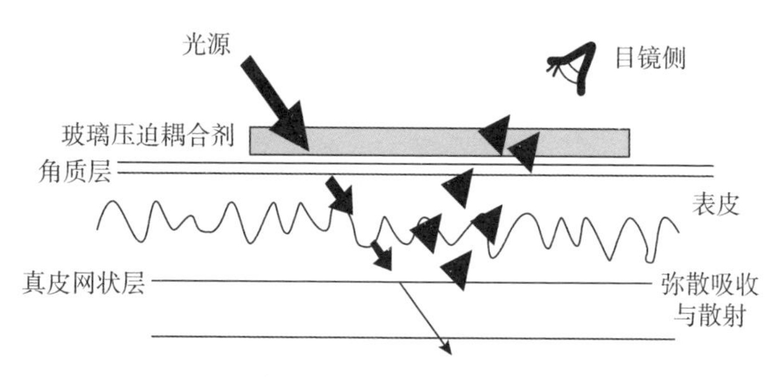

图 8.2.5　非偏振光皮肤镜原理（油渍法）

（图片来源：孟如松，崔勇．多模态皮肤病医学影像诊断图谱 [M]. 北京：人民卫生出版社，2021.）

（2）偏振光皮肤镜的原理

偏振光的视觉光学原理与非偏振光的不同，它主要通过两个偏振器来实现交叉极化从而消除反射光。由于皮肤表面的镜面反射并不改变入射光的偏振方向，因此，在光源后和镜头前放置偏振方向相垂直的偏振片（光学上称为起偏器和检偏器），通过起偏器的光线便不能再通过与之偏振方向垂直的检偏器，从而被滤除。而进入皮肤深处的光由于在组织内的散射过程中的偏振方向发生改变，而部分反射光可以通过检偏器被观察到。通过选择不同类型的皮肤镜和成像系统，我们可以获得较高质量的皮肤镜图像。这就是偏振光皮肤镜利用交叉偏振光原理消除皮肤表面的反射光，不需液体浸润，甚至无须接触皮肤而达到观察皮损的效果。因此，操作者能以较快的速度扫描病变。虽然偏振光不需要直接与液体接触，但是某些偏振光设备还是设计了非接触式与接触式两种不同的类型，可供选择是否在皮肤上使用液体。部分设备允许用户在偏振光和非偏振光之间进行切换。当两者在切换时，皮肤镜检查需要直接与液体界面接触。如果没有后者，用户只能使用偏振光模式；在非偏振光模式下，观察者无法看到皮肤镜下结构，只能简单地看到放大的病变图像。

8.2.1.4 皮肤镜有什么用？

（1）黑素细胞肿瘤的辅助诊断

黑素细胞肿瘤有色素痣（图 8.2.6）、先天性色素痣、非典型痣、色素痣恶变、皮肤恶性黑色素瘤（图 8.2.7）等。

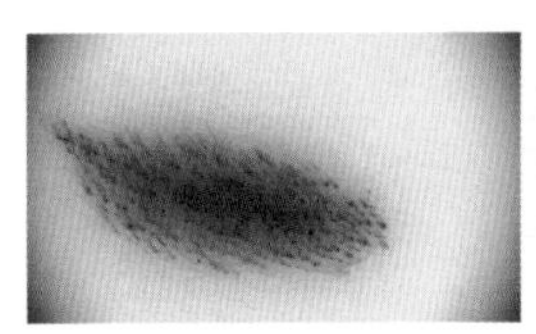

（a）交界痣

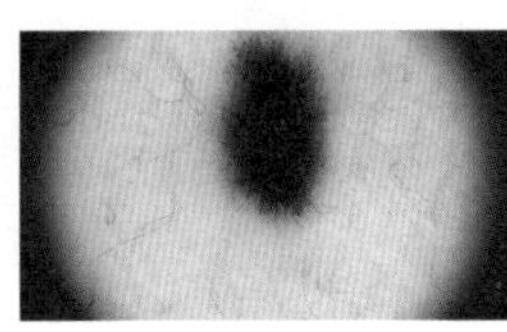

（b）复合痣

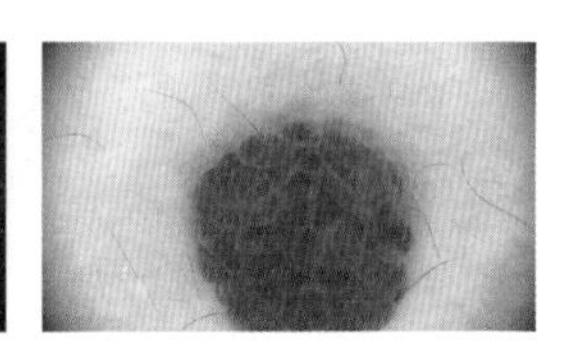

（c）皮内痣

图 8.2.6 色素痣的皮肤镜表现

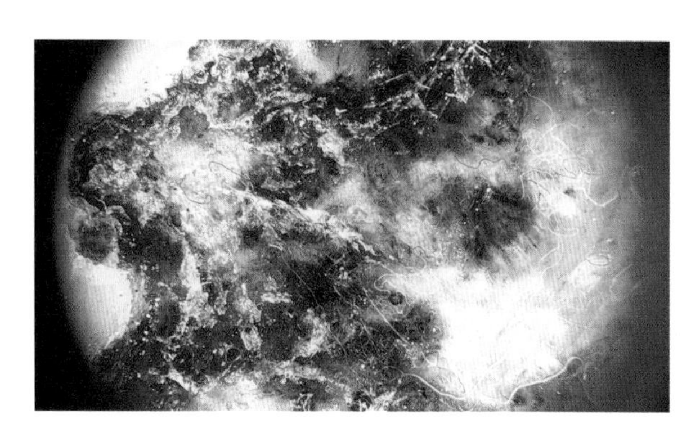

图 8.2.7　皮肤恶性黑色素瘤的皮肤镜表现

（2）非黑素源性良恶性肿瘤的辅助诊断

非黑素源性良恶性肿瘤有脂溢性角化病、光化性角化病、基底细胞癌、原位鳞状细胞癌、Bowen 病、蕈样肉芽肿、Paget 病、黑头粉刺痣、皮肤纤维瘤、汗管瘤、皮角、角化棘皮瘤、血管瘤、粟丘疹、血管角皮瘤、黑甲、皮脂腺痣、皮脂腺增生、皮脂腺囊肿、毛发上皮瘤、毛母质瘤、卡波西肉瘤等。

（3）色素减退性皮肤病的辅助诊断

色素减退性皮肤病有白癜风、无色素痣、贫血痣、Bier 贫血斑、特发性点状白斑、老年性白斑、硬化萎缩苔藓、黏膜白斑、炎症后色素减退等。

（4）色素增加性皮肤病的辅助诊断

色素增加性皮肤病有黄褐斑、炎症后色素沉着、咖啡斑、雀斑、雀斑样痣、蒙古斑、太田痣、褐青色痣、黑变病、色素性紫癜性皮肤病、金黄色苔藓、黑棘皮病等。

（5）炎症性疾病的辅助诊断

炎症性疾病有扁平苔藓、银屑病、毛囊角化病、皮炎湿疹类、玫瑰糠疹、脂溢性皮炎、荨麻疹性血管炎等。

（6）毛发疾病的辅助诊断

毛发疾病有斑秃、梅毒性脱发、头癣、拔毛癖、雄激素性脱发、休止期脱发、念珠菌发、竹节样发等，可观察毛囊的密度和毛发的质地及疗效评估。

（7）甲病变的辅助诊断

甲病变有甲母痣、甲下出血、甲外伤、甲恶性黑色素瘤、甲扁平苔藓、甲周疣、甲真菌病等。通过浸润式皮肤镜，亦可观察甲襞毛细血管的形态，并对甲周微循环情况进行评估，辅助外周血管病及免疫病的诊断和治疗评估。

（8）寄生虫及感染性疾病的辅助诊断

寄生虫有阴虱、疥疮；感染性疾病有传染性软疣、皮肤疣、微小尖锐湿疣等。

（9）辅助确定皮肤肿瘤切除的边缘，动态监测术后的复发情况

皮肤镜可确定恶性皮肤肿瘤的切缘。常见的恶性皮肤肿瘤，如 Bowen 病、浅表型基底细胞癌及恶性雀斑样痣等，由于肿瘤形态不规则且边界模糊，手术切除范围往往只能通过肉眼可见皮损的范围，加上医师的经验，适当进行扩大切除，主观性较强。通过皮肤镜观察，更加明确恶性肿瘤的边界，辅助手术切缘的确定，可降低重复手术的概率。

（10）可观察到相同疾病的不同的发展阶段

例如斑秃，以黑点征、断发、感叹号发皮肤镜特征为进行期标志，以黄点征、毳毛皮肤镜特征为静止期标志，以新生短毛、终毛皮肤镜特征为恢复期标志。定期进行皮肤镜检查，可以动态评估疾病的严重程度及疗效。

（11）皮肤无创监测

外用药及化妆品开发往往需要对皮肤使用前后的情况进行持续监测，以判断治疗效果和副作用。皮肤镜提供了一种无创监测的新途径，可对皮肤纹理、毛囊开口、角化水平血管的扩张水平等进行更为深入而持续的评估，可为研究者反映更为细微的变化。皮肤镜可用于监测皮炎、湿疹、银屑病等需要长期外用激素制剂的不良反应。

（12）远程医疗应用

资料表明，皮肤镜图像可用于远程医疗及便于医学教育使用高质量的图像进行远程诊疗，更有利于皮肤病诊断的准确性。澳大利亚近期的一项研究显示，由4名皮肤科医师对远程图像进行会诊，诊断的准确率为79%左右；而同样的患者由全科医师面对面诊治，准确率仅为49%。因此，对于缺乏皮肤科医师的地区，使用完备的皮肤图像记录体系进行远程医疗，能提高皮肤病的诊治水平，并降低医疗成本。

8.2.1.5 皮肤镜可以诊断不同类型的脱发，是真的吗？

皮肤镜确实可用于毛发疾病的诊断。专门用于观察毛发的皮肤镜，还可称为毛发镜。皮肤镜/毛发镜是一种对于毛发及头皮进行诊断及随访的非常有效的工具。目前，可用于观察头皮及毛发的皮肤镜有多种型号，若要观察头皮血管，则需要放大率高于20倍。皮肤镜观察毛发及头皮时可以使用浸润性及非浸润性皮肤镜。浸润性皮肤镜常以酒精或水作为介质，非浸润性皮肤镜通常用来观察头皮的状态及毛囊周围的鳞屑。

皮肤镜/毛发镜可用来观察炎症性疾病、非瘢痕性脱发、瘢痕性脱发等疾病。其中，炎症性疾病主要包括脂溢性皮炎、头皮银屑病、头癣和其他的感染性疾病。非瘢痕性脱发主要包括雄激素性脱发、斑秃、拔毛癖和静止期脱发。瘢痕性脱发主要包括毛发扁平苔藓、前额纤维素性脱发、盘状红斑狼疮皮肌炎、脱发性毛囊炎、分割性蜂窝织炎等。无论是原发性还是继发性瘢痕性脱发，都会出现毛发密度的下降和毛囊开口的消失，在浅色头皮可发现毛囊开口及汗腺开口出现白点，但盘状红斑狼疮中不会出现，因为炎症反应也会累及皮肤附属器。此外，皮肤镜/毛发镜还可以用来观察先天性三角脱发及先天性表皮发育不良等疾病。

8.2.1.6 皮肤镜检查有必要做吗？

首先，属于皮肤镜检查的适应证范围且在肉眼观察无法明确诊断的前提下，可优先进行皮肤镜检查，而后再决定是否需要通过手术切除去化验以进一步明确诊断，这样可以避免盲目的手术活检，更容易为大家所接受。

其次，对于某些疾病，可在治疗前后做皮肤镜检查来动态观察其疗效。

最后，一些小部位的恶性肿瘤经手术切除后，可通过皮肤镜观察其边缘，大致判断是否还有残留。所以，在有需要的情况下，是很有必要做皮肤镜检查的。

8.2.1.7 什么情况下，我们可以自主选择皮肤镜检查?

情况 1：如果您身上有“黑痣”，想知道是否发生恶变，不想做活检，进行初步鉴别时，可以选择皮肤镜。图 8.2.8 为交界痣的皮肤镜表现。

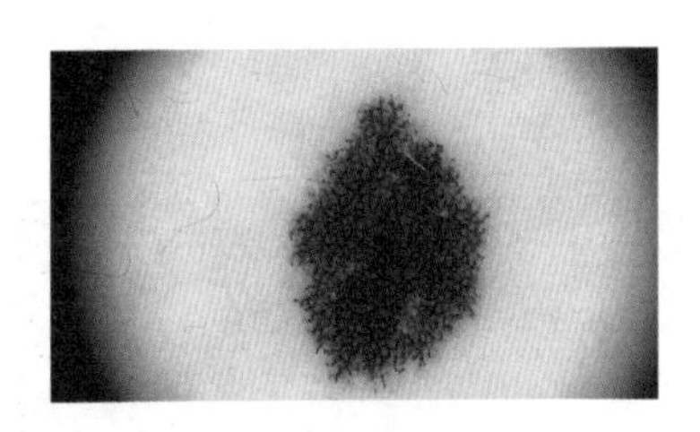

图 8.2.8 交界痣的皮肤镜表现

情况 2：如果您有脱发的困惑，想知道脱发的类型、脱发原因、评估毛囊内毛发的脱失情况等，可以选择皮肤镜 / 毛发镜。图 8.2.9 为斑秃的皮肤镜表现。

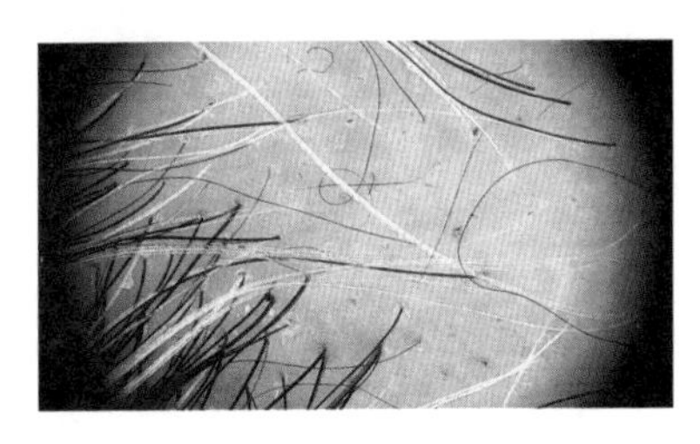

图 8.2.9 斑秃的皮肤镜表现

情况 3：如果您的指（趾）甲异常，担心是否有甲下出血、甲黑色素瘤、灰指甲，想知道甲板、甲皱襞、甲母质、甲床、甲游离缘的结构等情况，可以选择皮肤镜（图 8.2.10）。

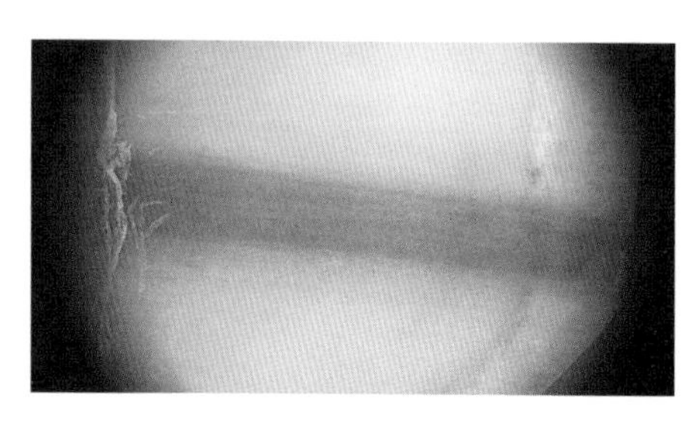

图 8.2.10　甲母痣的皮肤镜表现：棕色背景，规则的纵行条带

情况 4：如果您有鳞屑、红斑等炎症性皮肤病的烦恼，想了解皮肤镜下银屑病、湿疹、玫瑰糠疹等疾病的特征，可以选择皮肤镜（图 8.2.11）。

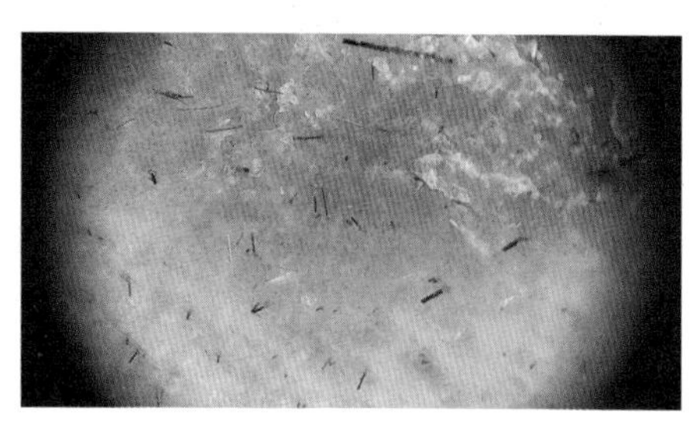

图 8.2.11　银屑病的皮肤镜表现：血管呈一致性的小球状分布

情况 5：皮肤镜还能帮助确定皮肤肿瘤的边界，从而有助于选择理想的病理取材部位和手术切除的范围，同时有助于患者术后的随访及对非手术疗法的效果进行评估。

8.2.1.8　**如何看懂皮肤镜下的镜像？**

对于我们非医学人士来说，我们或许可以通过以下三点来看。还是要听从医生的意见。

第一，观察颜色。皮肤镜可以帮助我们观察到色素痣内部颜色的分布和变化。例如，某些恶性黑色素瘤的色素痣内部的颜色可能会不均匀，或有蓝色、白色等非典型的颜色。黄色与缺乏血液和黑色素的角质层及皮脂腺分化区有关。红色和粉色与血管和血管容量有关。白色与色素脱失、纤维化、胶原基质的改变或者囊肿内角质有关。皮肤镜下观察到的黑色素可以有不同的颜色，与黑色素解剖学位置和聚集程度有关。黑色素位于角质层时表现为黑色，位于真皮与表皮的连接处时为褐色，位于真皮乳头层时为灰色，位于真皮深处时为蓝色。黑色素位于皮肤多个层次时显示为黑色。另外，墨黑色也可以是凝固血的颜色，橘黄色可以是糜烂或浅表溃疡处的浆液的颜色。

第二，观察边界和形状。皮肤镜可以清晰地显示色素痣的边界。不规则的形状、模糊的边界或卫星结节（在痣周围出现的小结节）可能是恶性黑色素瘤（图 8.2.12）的迹象。

第三，观察血管结构。皮肤镜下，可以观察到色素痣内部的血管结构。如果血管呈现不规则的形状、过于丰富或颜色异常，这可能是一个恶性的迹象。

皮肤镜在恶性黑色素瘤诊断中的应用较早，目前发展出了多种诊断方法以帮助诊断及区别其他的良性色素痣。

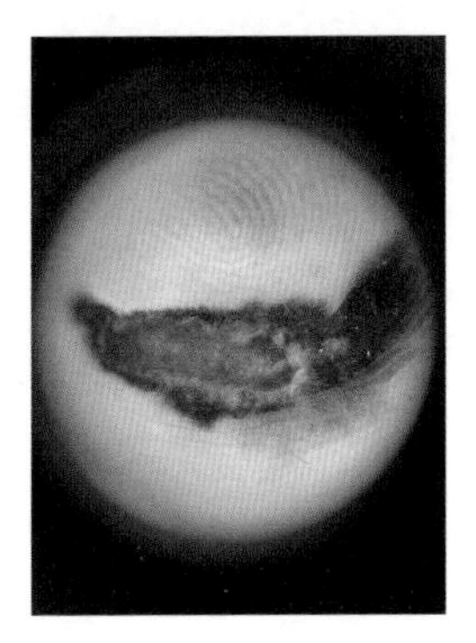

图 8.2.12　恶性黑色素瘤的皮肤镜表现

方法1：ABCD法。不对称（asymmetry）、边界不规则（border irregularity）、颜色不均匀（color variegation）和直径大于（diameter）6mm，出现这4项特征即可诊断为黑色素瘤。

方法2：七分列表法。对3项主要指标（蓝白结构、非典型色素网、非典型血管）和4项次要指标（不规则污斑、不规则条纹、退化结构、不规则点状和球状）进行评分，每个主要指标为2，而每个次要指标为1。不小于3分，即诊断为黑色素瘤。

方法3：三色法。镜下皮损颜色不小于3种时，诊断黑色素瘤的敏感性为90%左右，特异性为50%左右。

方法4：三分测评法。蓝白结构、不规则网状模式、结构及颜色不对称，出现2项或3项表现时诊断黑色素瘤的敏感性可达90%以上，而特异性则为30%左右。

此外，还有模式分析法、Menzies法、皮肤镜CASH法等。

8.2.1.9 皮肤镜检查痛吗？有辐射吗？

皮肤镜检查是一种无创的检查，不会给患者带来疼痛，就像做超声检查一样。虽然做皮肤镜本身不会引起疼痛等不适感，但做某些疾病如皮炎、银屑病等检查时，检查人员会告知需要进行刮皮处理，以更清晰地看清皮损形态，这时可能会引起刮皮处的轻微疼痛。

皮肤镜不具有辐射，因此，婴幼儿、孕妇、老年人均可使用。皮肤镜检查在几分钟内就可以完成，非常便利。

8.2.1.10 皮肤镜检查时，需要做哪些准备？

准备1：受检者以平静的心态充分配合医生，不可乱动，这样可以使得皮损成像更为清晰。对于年龄较小的宝宝，家长需做好安抚工作。

准备2：检查时充分暴露检查拍摄的部位。

准备3：保持检查部位清洁干燥。检查当天，皮损部位切勿覆盖药膏、粉剂、化妆品等，例如女性在检查面部前需要卸妆，检查前在皮损部位最好不要涂抹炉甘石、氧化锌、碘伏等会染色、遮盖或引起光反射的药品。

准备 4：检查前无须洗澡，洗澡会导致花斑癣、脂溢性皮炎、银屑病、玫瑰糠疹等鳞屑性疾病皮损有所改变，变得不典型。

8.2.1.11 如何进行皮肤镜检查？

皮肤科医生在给患者做皮肤镜检查的时候，会让患者在一个舒适且私密的检查室内暴露要检查的皮损部位，然后拍摄皮损的大体照片。之后，皮肤科医生会。经酒精消毒过的皮肤镜的镜头贴住皮损处进行检查，有时需要在检查的皮损处涂抹耦合剂等凝胶，并拍摄显微图片，这样就完成了皮肤镜的检查了。

8.2.1.12 皮肤镜检查能替代皮肤活检吗？

皮肤镜检查能够观察到真皮乳头层的结构和颜色，但深度有限，不能在细胞水平上进行病情评估，因此，皮肤镜检查不能代替病理检查。如果皮肤镜检查提示皮损不是良性的，建议您进一步行病理检查。**皮肤病诊断的金标准依然是皮肤病理学检查。**皮肤镜检查主要用于筛查皮损的良恶性，从而提高对恶性肿瘤的诊出率，使得恶性肿瘤患者能被早期发现、早期治疗，从而提高患者的预后和生活质量。

8.2.2 组织病理学检查：皮肤癌的照妖镜

皮肤病理学检查，也叫做皮肤组织病理学检查，或皮肤活体组织检查，简称皮肤活检，是一种有创的临床检查，是通过手术切除部分病变的皮肤，切除的标本经过处理后在显微镜下进行组织病理学观察，并进行诊断的技术，是确诊皮肤癌的“金标准”。

8.2.2.1 为什么要做组织病理学检查？

主要是为临床诊断提供依据，也就是帮助临床医生更好地明确疾病的诊断；在某些疾病的诊断中病理活检是金标准；同时，病理活检还可以帮助医生了解疾病的进展；在肿瘤性疾病的诊断中，病理活检还可以帮助医生了解肿物的边界以及是否切净；在疾病的治疗过程中进行活检，还可帮助医生观察了解疾病的发展过程和治疗效果，为下一步的诊疗方案提供依据。总而言之，皮肤病理学检查是皮肤科医生诊断疾病、判断病情的重要手段。

8.2.2.2 方法有哪些？

1. 钻孔活检法

钻孔活检法适用于病损较小的皮疹。其特点为操作方便快捷，创面小，可以取全层厚度的皮肤组织标本，病理医生能够清楚地看到表皮、真皮和皮下组织的结构。

具体的方法如下：①常规消毒皮肤，进行局部麻醉；②根据皮损的大小，选择合适孔径的钻孔器，钻到适当的深度时将标本从底部剪断；③将标本放入组织标本固定液中；④将切口止血缝合，用碘伏消毒包扎；⑤术后定期消毒换药、拆线。

2. 外科手术法

外科手术法适用于需要采集较深或面积较大的皮疹，常需要缝合。此方法分成两种：切取活检和切除活检。切取活检（incisional biopsy）是指对切取部分的皮损进行活检。切除活检（excisional biopsy）指将皮损完整切除后进行活检。

方法如下：①常规消毒皮肤，进行局部麻醉；②用手术刀做菱形切口；③切口深及皮下组织，取材大小根据病变的深度而定；④将标本放入固定液中；⑤将切口止血缝合，用碘伏消毒包扎；⑥术后定期消毒换药、拆线。

此外，临床上还可使用削切法、刮匙法、CO_2 激光烧除等方法获取病变组织。

8.2.2.3 适用于什么情况？

情况 1：皮肤肿瘤及癌前期病变，特别是恶性皮肤肿瘤，以及在治疗后怀疑有复发倾向者。

情况 2：感染性皮肤病，如麻风、皮肤结核、深部真菌病等，通过组织病理学检查找到病原菌而明确诊断。其中，麻风可通过病理检查来进行分型，进行疗效观察和判断预后。

情况 3：大疱性皮肤病及血管炎等，有助于其诊断及分类。

情况 4：代谢性疾病，如皮肤淀粉样变病等，可找到特异的物质，或通过特殊染色来明确诊断。

情况 5：具有较特异性的组织病理改变的皮肤病，比如银屑病、扁平苔藓、病毒疣、结缔组织病、黄瘤病等。

情况 6：一些特殊类型，如毛发类疾病、甲病等。

情况 7：临床上，对于皮损不典型、诊断不清的皮肤病，以及病因不明的皮肤病，可通过病理检查提供诊断线索或提供某些疾病的病因。

情况 8：以治疗为目的且需要切除病变组织。

8.2.2.4 所有的皮肤部位都可以做病理活检吗？

一般来说，头皮、指（趾）甲、口唇黏膜、外阴黏膜、皮肤组织等部位都可进行皮肤病理活检。

8.2.2.5 有哪些不良反应？出现后需要如何处理？

不良反应 1：疼痛。局部注射麻药时会有轻度刺痛或胀痛，术中无疼痛感，但会有感觉，可感知器械操作。局部麻药的镇痛作用一般在 1~2h 后逐渐消失，药效消失后，切口会有不同程度的疼痛，一般可以忍受并会逐渐消退，不需要特殊处理。

不良反应 2：出血。如果只是外层敷料可见少许的血液渗出，可自行观察；如果敷料渗血逐渐扩大，可见鲜红色渗血或发生局部肿胀伴疼痛加剧等情况，需要及时到医院检查。

不良反应 3：术后感染。一般只要保持切口干净清洁，按时换药，发生感染的机会较小，一般在活检术后无须服用抗生素；如医生有特殊的交代，遵医嘱即可。如果发生伤口肿胀、跳痛，伤口处的皮温或体温升高，伤口敷料有异味等情况，就要考虑伤口是否有感染，需要及时到医院进一步处理。

不良反应 4：活检伤口的换药时间。一般在术后 24h 内换药一次，之后隔日换药到拆线。换药即消毒创面及包扎伤口，需要严格执行无菌操作，一定需要到正规的医疗机构进行，切不可自行换药。换药期间，伤口不能沾水，勿剧烈活动。

不良反应 5：切口瘢痕。手术创面均需要通过瘢痕修复阶段，部分患者的术后瘢痕可不明显，一般术后 3~6 个月是瘢痕增生最明显的时间段。如果有切口红、痒、增厚等迹象，请及时复诊，进行相应的治疗以减轻瘢痕增生。

8.2.2.6 皮肤病理活检后需要拆线吗？多久拆线？

皮肤病理活检使用的缝线为不可吸收线，术后需要拆除。由于不同部位的创口的愈合时间不同，拆线的时间也不一样：面颈部 4~5 日；下腹部、会阴部 6~7 日；胸部、上腹部、背部、臀部 7~9 日；四肢 10~12 日，近关节处可延长至 14 日。

此外，结合实际的情况，青少年患者可适当缩短拆线的时间，糖尿病、年老、营养不良患者可延迟拆线的时间。

8.2.2.7 皮肤病理活检是否能确诊所有的皮肤病？

曾经进行过皮肤病理活检的患者拿到病理报告，经常可以看到这样的表述：“倾向于……病”；“不除外……病”；“……建议结合临床”；“……建议结合……检查及临床”；“建议进一步完善……检查以进一步明确诊断”；等等。

很多人会困惑。首先，我们需要明白皮肤病理活检并不能够确诊所有的皮肤病，同时，以上的这些描述并不是一无是处的，皮肤病理报告可能是诊断性的，也可能是提示性的或仅为非特异性描述性的。病理报告在大部分的情况下需要结合临床及必要的辅助检查，结合医生的临床经验才能做出临床诊断或更进一步的病因诊断。另外，部分病例需要长期随访或多次活检才能做出正确的判断。因此，病理报告出来后需要复诊，听从医生的诊治建议。病理活检报告的周期较长，每个步骤都只有经过严格的时间流程才能完成，所以需要耐心地等待。

8.2.3 皮肤 CT：新型的无创扫描仪

皮肤 CT，即反射共聚焦扫描显微镜（reflectance confocal microscopy，RCM），是一种新型的高分辨率显微镜，专门用于对活体组织进行无创检查。

皮肤 CT 提供原位、动态和实时的显微观察，使医生能够即时获得关于皮肤病变的详细信息，帮助医生测定肿瘤的边界，这对于手术切除范围的规划和确定具有重要的意义。与传统的组织活检相比，RCM 检查是一种无创性的检查方法，减少了对患者的不适感和风险。然而，皮肤 CT 检查的深度仅限于真皮浅层，对深部浸润性恶性皮肤肿瘤具有局限性。

8.2.3.1 原 理

反射共聚焦扫描显微镜的光源经过照明针孔形成点光源，通过激发滤光片被分束器反射，由透镜聚焦到样品内。焦平面和焦平面上下被照射的区域所反射的光又被透镜收集，通过分束器和发射滤光片，只有焦平面的反射光能聚焦于共焦针孔并通过针孔到达探测器。焦平面以上或以下的反射光被针孔挡住从而不能在探测针孔处成像。

如果逐步调节样品纵轴的位置，可产生样品的多幅断层图像，细胞或组织各个横截面的图像都能清楚地显示（图 8.2.13）。

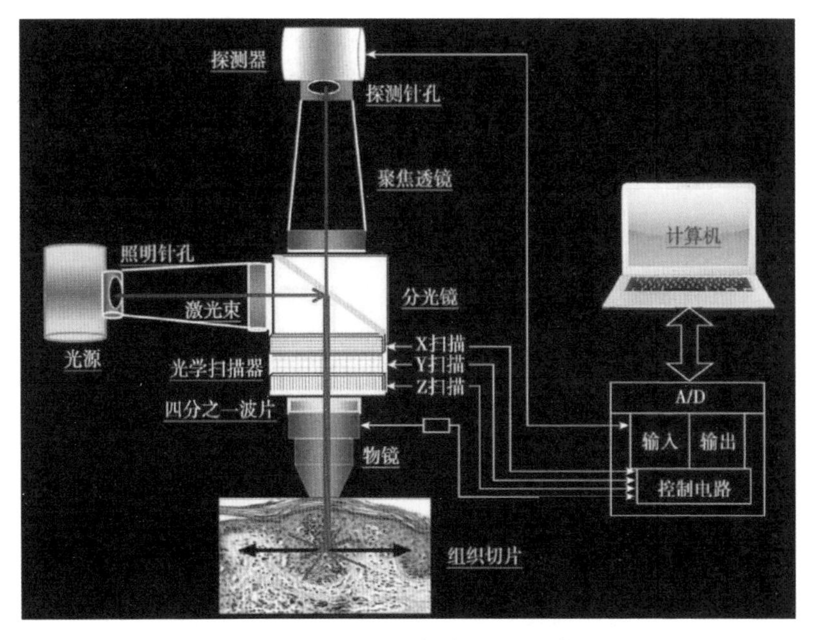

图 8.2.13　RCM 成像原理示意图

（图片来源：孟如松，崔勇 . 多模态皮肤病医学影像诊断图谱 [M]. 北京：人民卫生出版社，2021.）

8.2.3.2　皮肤 CT 长什么样？

皮肤 CT 的主机探头的成像面积最大可达 8mm × 8mm，深度为 500μm。手持探头可适用不同部位的检查。配套皮肤镜图像装置适用于靶目标的定位（图 8.2.14）。

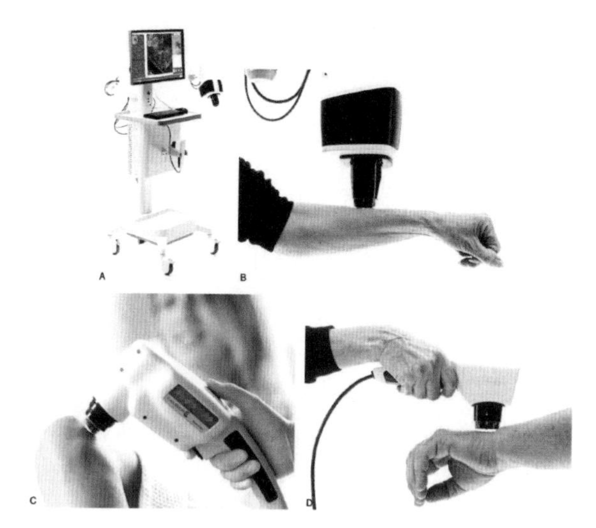

图 8.2.14 RCM 系统
A.RCM 主机；B.RCM 主机探头；C. 手持探头；
D. 皮肤镜装置，便于 RCM 探查定位
（图片来源：孟如松，崔勇 . 多模态皮肤病医学影像诊断图谱 [M]. 北京：人民卫生出版社，2021.）

8.2.3.3 **皮肤 CT 有什么用？**

皮肤 CT 能够在细胞水平上实时、动态观察皮肤组织的形态结构。

用途 1：检测 / 监测药物经皮输送过程。

用途 2：检测细胞器超微结构和皮肤组织细胞因子的变化。

用途 3：检测 / 监测伤口愈合的过程。

用途 4：皮肤科疾病的诊断、鉴别诊断、疗效评价和随访。RCM 作为一个研究的工具，可以在皮肤病治疗前后监测和评估方面有较高的应用价值。皮肤 CT 在毛囊炎、银屑病、血管性皮肤病、白癜风等色素性疾病的诊断中极具应用价值。

用途 5：皮损的界定辅助以确定手术切缘。皮肤 CT 应用于

皮肤肿瘤或癌前性皮损的诊断、预后评价和确定肿瘤皮损与周围正常皮肤的边界。

自 1995 年首次报道皮肤 CT 在体观察皮肤以来，皮肤 CT 已经用于多种皮肤疾病的临床评估，并显示良好的临床应用前景。肿瘤的诊断和癌前病灶的评价仍是大家最感兴趣的研究领域。

8.2.3.4 什么病适合用皮肤 CT 检测?

- 浅部真菌病：手、足、体癣和头癣等。
- 色素减退性皮病：白癜风、晕痣、无色素痣、贫血痣、特发性点状白斑和老年性白斑等。
- 色素增加性皮病：咖啡斑、雀斑、雀斑样痣、蒙古痣、太田痣、褐青色痣、文身、黑变病、黄褐斑、色素性紫癜性皮肤病、金黄色苔藓等。
- 皮肤肿瘤：色素痣、皮脂腺痣、皮脂腺增生、汗管瘤、粟丘疹、血管瘤、脂溢性角化病、光化性角化病、基底细胞癌、原位鳞状细胞癌、蕈样肉芽肿、Paget 病、Bowen 病、黏膜白斑、色素痣恶变等辅助诊断。
- 炎症或病毒性疾病：银屑病、玫瑰糠疹、皮炎湿疹类、变应性或接触性皮炎、脂溢性皮炎、扁平疣、慢性单纯苔藓、扁平苔藓、红斑狼疮、线状苔藓和光泽苔藓等。
- 皮肤生理状态监测：利用相关软体工具可定量分析表皮内各层 RCM 图像的微细结构的密度参数、几何参数，或毛发的生长情况等参数测量。

8.2.3.5 正常皮肤的皮肤 CT 图像是怎么样的?

RCM 可以对多个病灶进行实时无创性检查，其分辨率为 1μm，可对同一组织多次横断面成像。其灰度图像是基于皮肤组织细胞内微结构，如黑素、角质、水以及细胞器等对光的折射率不同而呈现明暗程度不等，黑素含量较高的基底细胞层和角蛋白含量比较高的角质层在皮肤 CT 图像中呈现比较明亮的颜色。

RCM 亦可沿矢状面方向逐层深入扫描，可以调整每层的跨度，可立体地反映皮损的状况。

- 皮肤的第一层为角质层（图 8.2.15A），细胞直径为 10~30 μ m，因含有大量的角蛋白而表现为暗色的皮褶，进而分隔为成群的岛屿状。

- 皮肤的第二层为颗粒层（图 8.2.15B），其细胞直径为 25~35 μ m，细胞核的折光率低，呈黑色卵圆形，胞质折光率相对高，使核周围包绕胞质而呈明亮的颗粒状。

- 皮肤的第三层为棘层（图 8.2.15C），其细胞比颗粒层细胞小，直径为 15~25 μ m，呈蜂巢状排列，细胞间隔较为明显。

- 皮肤的第四层为基底层（图 8.2.15D），其细胞直径为 7~12 μ m，成像明亮，同时在表皮与真皮的交界处，可见明亮的成环状基底细胞，中间环绕低折光的真皮乳头。

- 真皮乳头层（图 8.2.15E）的颜色较暗，无细胞核。有表皮突存在时，可见乳头层胶原纤维呈暗色，被一圈明亮的基底层角质形成细胞所围绕，并可见毛细血管襻内的循环的血细胞。

- 真皮网状层（图 8.2.15F）。由于 RCM 扫描的深度所限，RCM 只能够看到真皮网状层的上部。真皮网状层呈灰色、粗大，有中度折射率的胶原纤维。

RCM 可以通过检测靶皮损和周围正常皮肤表皮与真皮浅层各个层次上的差异，筛查皮肤病，对皮肤病的诊断和鉴别诊断提供有力的线索。

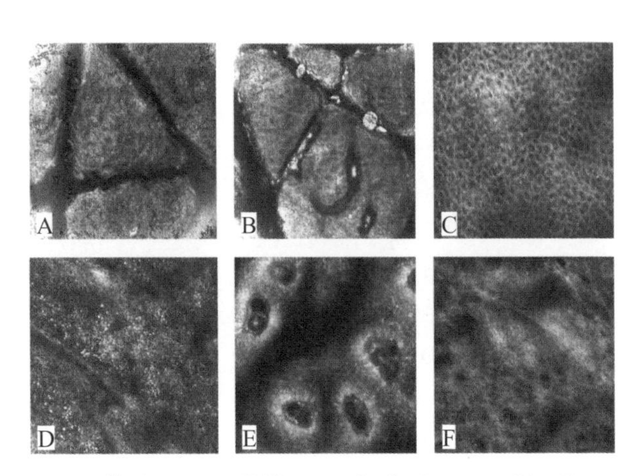

图 8.2.15　正常的 RCM 图像：A. 角质层；B. 颗粒层；C. 棘层；D. 基底层；E. 真皮乳头层；F. 真皮网状层

（图片来源：孟如松，崔勇 . 多模态皮肤病医学影像诊断图谱 [M]. 北京：人民卫生出版社，2021.）

8.2.3.6　常见疾病的皮肤 CT 的表现

1. 基底细胞癌

皮肤 CT 显示基底细胞癌组织真皮内可见巢状或分叶状细胞团，细胞拉长呈轮辐状，部分含高折光颗粒（图 8.2.16）。

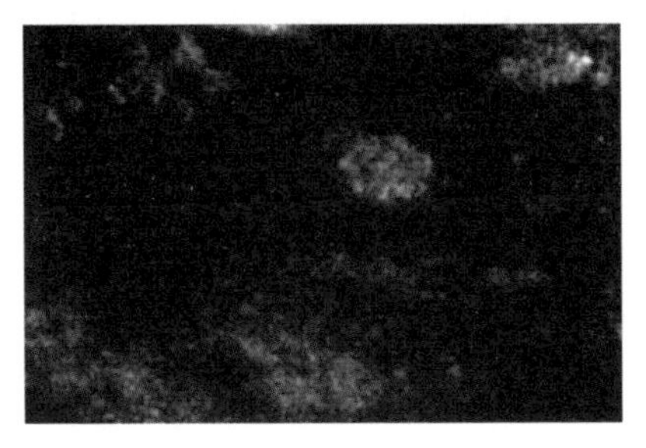

图 8.2.16　基底细胞癌的 RCM 图像

[图片来源：何黎 . 皮肤影像技术概况、应用现状及前景 [J]. 中国医学文摘（皮肤科学），2016，33（1）：29−37.]

2. 黑色素瘤

诊断标准有 2 个主要指标（真皮乳头边界不清和真表皮交界不典型细胞）和 4 个次要指标（Paget 样细胞，表皮广泛的 Paget 样细胞浸润，真皮乳头层有核细胞，真皮中有脑回状细胞）。RCM 对黑色素瘤的诊断和鉴别诊断也有较高的敏感性（96.5%）与特异性（94.1%）。

3. 血管病变

血管病变是皮肤 CT 较独特的优势，可实时监测血流变化，显示血液流速，用于观察鲜红斑痣治疗前后血管内的血流变化，以评估疗效。

4. 色素减退性皮肤病

皮肤 CT 是确诊的重要依据。将白癜风皮损与周围的正常皮肤比较，白斑区色素完全缺失或局部残留，色素环呈半环或局部完全缺失，真皮浅层见炎细胞或少许的色素颗粒；周围正常皮肤的色素正常或减退，皮肤色素环不完整。与其他的色素减退性疾病鉴别：①无色素痣或贫血痣，白癜风皮损色素（或色素环）完全缺失，无色素性痣或贫血痣皮疹色素减退，罕见缺失；②白癜风皮损周围的正常皮肤可见色素环呈半环状，无色素痣或贫血痣周围的正常皮肤的色素环正常。

5. 接触性皮炎

皮肤 CT 可鉴别变应性和刺激性接触性皮炎。刺激性接触性皮炎可见大量的角化不全细胞。

6. 银屑病

银屑病的皮肤 CT 显示，表皮增生，表皮细胞间可见圆形或不规则形的低折光区，其内有中等折光强度的大小不一的炎细胞，多考虑 Munro 微脓肿（图 8.2.17），真皮乳头内血管迂曲扩张，血流加速。

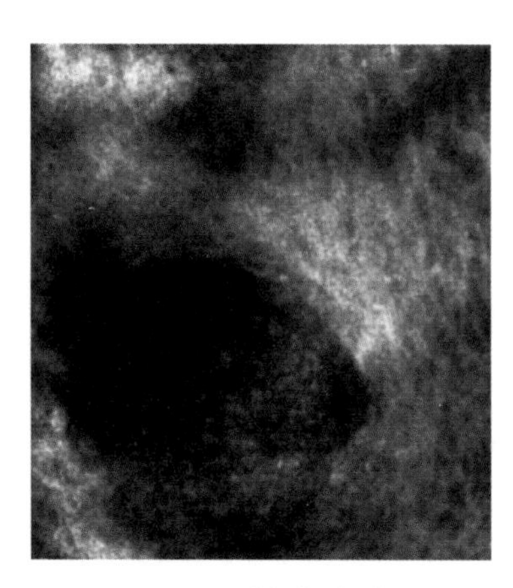

图 8.2.17　Munro 微脓肿的 RCM 图像

[图片来源：何黎. 皮肤影像技术概况、应用现状及前景[J]. 中国医学文摘（皮肤科学），2016，33（1）：29-37.]

8.2.3.7　**皮肤 CT 的特点**

特点 1：快速、无创、动态、原位、实时成像，可对同一组织多次成像，动态监测；能观察皮肤血流的动态变化。

特点 2：观察角度有别于组织病理学。皮肤 CT 呈现皮肤横向的光学切面。

特点 3：立体，沿矢状面方向逐层扫描，立体反映皮损，资料易于管理。

特点 4：RCM 图像与一般的光学显微镜图像相比较，具有散射背景小、图像对比度好、探测灵敏度高、成像质量好等优点。

8.2.3.8　**皮肤 CT 的优缺点**

皮肤 CT 检查对皮肤无损伤、无痛苦，检查皮肤肿瘤时不会造成肿瘤的转移。但皮肤 CT 无法观察细胞核的形态，所以，仅凭皮肤 CT 无法准确判断肿瘤的良恶性，需要组织病理来进一步检查。

可实时动态地进行监测，可对同一皮损进行多次成像，对皮损的发展、治疗效果进行观察。但皮肤 CT 作为一种放大数百倍的显微镜，在实际操作中要找到上次检查的视野的难度极大，无法实现原位对照。所以，皮损的前后对比还是应以临床照片、皮肤镜照片为主，皮肤 CT 可以作为一种补充。能观察皮肤毛细血管中血流的动态。但皮肤 CT 采集的是断层图像，在断层图像上往往只能呈现血管的一小段，难以观察长段的血管，所以，观察血管还是要以皮肤镜为主，皮肤 CT 作为补充。

其成像迅速，检查时间快，数据易于存储、便于输出和分析。但皮肤 CT 检查的深度和清晰度不如组织病理检查，最好能与皮肤病理活检配合。

8.2.4 肿瘤标志物：剥离皮肤癌的蛛丝马迹

恶性肿瘤在发生和增殖的过程中，会产生由肿瘤细胞基因表达而合成分泌的一类物质，为肿瘤标志物。这些肿瘤标志物可以帮助医生进行早期筛查、监测治疗效果和预测复发风险。人们熟知的肿瘤标志物有甲胚蛋白（AFP）是临床上辅助诊断原发性肝癌的重要指标。血清糖类抗原 199（CA199）在消化道肿瘤患者血清浓度中有明显的升高。前列腺癌特异性抗原（PSA）可以使早期、无症状和可治愈阶段的前列腺癌的检出率得到明显的提高。

而鳞状细胞癌抗原（SCC）是与鳞状细胞癌相关的肿瘤标志物。它常用于皮肤、头颈部等鳞状细胞癌的诊断和监测。对已经确诊患有鳞状细胞癌的患者，临床上可以通过监测 SCC 的水平来评估治疗的有效性。此外，较高的 SCC 水平与不良预后和疾病复发风险的增加有关。需要注意的是，SCC 并非特异性指标，其他疾病也可能导致该指标的升高，如感染、炎症等。因此，需要结合患者的临床表现和其他的检查结果进行综合评估。

目前，对于皮肤癌的肿瘤标志物的研究比较有限，除 SCC 外，暂无其他相关性强的肿瘤标志物，需要科学家们进一步探索。

8.2.5 人工智能：颠覆传统皮肤癌的诊断模式

近年来，人工智能技术在皮肤癌诊断中取得了突破性的进展，通过深度学习和图像识别等技术，开发出了许多辅助诊断的软件和系统。

人工智能可以对皮肤镜图像进行自动分析和诊断，提高皮肤癌早期诊断的准确性。目前已有多个研究团队开发出了基于人工智能的皮肤癌诊断系统。研究显示，人工智能对皮肤癌的诊断明显优于缺乏皮肤镜阅片经验的皮肤科医生，然而和经验丰富的专家相比，在准确性和对治疗决策的选择上人工智能仍略逊一筹。

人工智能还能辅助病理诊断黑素细胞病变，利用深度学习方法构建了图像块预测模块，输出黑素细胞病变类型的概率，实现病理组织切片局部信息客观定量的数字化解读，只需输入黑素细胞病变患者的病理全切片图像即可获得该患者的病变类型。多中心临床数据的验证结果显示，所提方法的准确率显著高于临床病理医生独立诊断的准确率，尤其是低年资病理医生，诊断准确率提升近 40%。

除此之外，随着人工智能技术的不断进步，皮肤 CT 还有望与自动化和智能算法结合，以提高对影像的分析和诊断的效率。这可能包括自动检测病变、辅助检查判断等功能。

8.2.6 光学相干断层扫描：光学成像皮肤癌

光学相干断层扫描（optical coherence tomography，OCT）是一种新兴的光学成像技术。它常被应用于眼科，为视网膜病变的早期发现和诊断提供了有力支持。而在皮肤科，OCT 通过红外光照射皮肤，根据不同的光学性质产生皮肤结构光折射图像，具有无创性、成像过程简单、实时性、准确性高和快速等优点，为皮肤科疾病的诊断带来了新的可能性。

随着技术的不断创新，OCT 在皮肤科的应用范围逐渐扩大。实时观察皮肤结构、辅助诊断和评估疾病成为 OCT 的重要应用之一，尤其在非黑色素瘤性皮肤癌的早期诊断和监测方面具有显著的优势。此外，OCT 在术前和术中评估肿瘤边缘方面也具有巨大的潜力。

尽管 OCT 在检查肿瘤和术前确定切缘方面具有一定的应用价值，但该技术仍存在一定的局限性，如分辨率有限、无法观察到细胞结构以及穿透深度受限等。因此，我国关于 OCT 在恶性皮肤肿瘤诊断、术前确定边界等方面的研究相对较少，亟待进一步的深入研究。

8.2.6.1 临床应用

这项技术最初用于人眼疾病的无创性检查，同样用于皮肤肿瘤的无创诊断。然而，OCT 并不能用于单一细胞和亚细胞结构的检测。目前，OCT 可用于基底细胞癌非黑素细胞性病变，包括基底细胞癌、Kaposi 肉瘤、日光性角化病、鳞状细胞癌、脂溢性角化以及临床和（或）皮肤镜不能诊断的早期皮肤肿瘤的辅助诊断。OCT 是一项有用的在体诊断技术，OCT 比高频超声更适合研究表皮和真表皮交界处的结构，可以简单快速地测量表皮的厚度并定量检测皮肤附属器。

1. 正常皮肤的 OCT 表现

正常皮肤的 OCT 图像中真皮与表皮有明显的分层，其间的交界线称为真表皮交界带，在真皮内可辨认出血管、皮脂腺、毛囊等结构。手掌处的角质层清晰可见，与其他部位相比，手背和颈后的表面更加粗糙。受毛囊和皮脂腺的影响，成人的鼻、前额、下颌、面颊和胸部的皮肤分层较其他部位不明显。正常皮肤的 OCT 的图像特征以点状、线状、曲线状血管最为常见，主要位于皮肤 150 μm、300 μm 和 500 μm 深度处。网状血管主要位于 500 μm 深度处，斑状血管比网状血管更表浅。

2. 非黑素来源肿瘤的 OCT 表现

非黑素来源肿瘤是皮肤科最为常见的肿瘤，也是 OCT 研究最广泛的领域。近年来主要聚焦于使用 OCT 诊断非黑素来源肿瘤，评估肿瘤的大小和浸润深度，以及使用 OCT 评估治疗效果等。

基底细胞癌的 OCT 图像（图 8.2.18）的特征性表现包括真表皮交界带的断裂、均匀的卵圆形结构、肿瘤下方的低反射带、真皮内无反射的囊肿、不均一的低反射巢。其中，无反射的囊肿可能与基底细胞癌坏死中心有关，不均一的低反射巢对应肿瘤细胞团，真表皮交界带断裂表示肿瘤侵犯表皮，与表皮相连，卵圆形结构提示结节型基底细胞癌。

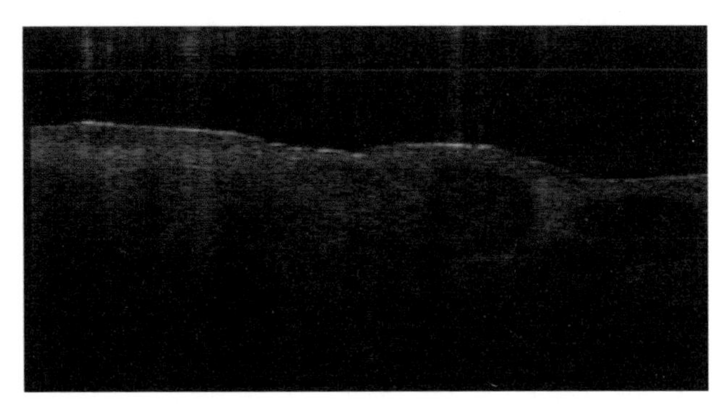

图 8.2.18 基底细胞癌的 OCT 图像

[图片来源：金京，孟雅丹，徐琦，等 . 二维分形维数在皮肤癌光学相干断层成像技术诊断中的应用 [J]. 中国医学物理学杂志，2017，34（7）：4.]

日光性角化病的 OCT 图像中可见高反射性的角化过度，基底层和棘层细胞的形态不典型。

鲍恩病 OCT 图像表现为增厚、不均一反射的表皮，相应的病理改变是表皮增厚、细胞排列紊乱，真表皮交界带仍清晰可见。

准确标记肿瘤边界是彻底切除的关键，使用 OCT 观察肿瘤组织的前、后、内、外侧边缘以确认肿瘤是否完全切除，敏感性为 92.6%，特异性为 96.8%。

3. 黑素源性肿瘤

黑素颗粒具有吸光性，传统的 OCT 难以对富含黑素颗粒的肿瘤进行成像。恶性黑色素瘤的高清 OCT 图像显示：细胞索融合，Paget 样细胞散在分布，不典型细胞的融合性生长和真皮巢的融合。不规则的血管，如点状、圆形、曲线和匍行性血管在恶性黑色素瘤的 OCT 图像中更为常见。这些模式在高风险和转移性黑色素瘤中明显比在低风险病灶中常见。

4. 皮肤光老化

皮肤衰老的特点是胶原合成减少、胶原纤维加速分解、水合作用减少、表皮厚度变化以及皮肤弹性丧失。

5. 痤疮

闭合性粉刺以倒 V 形的形态为特征，并由低回声结构包绕，在 OCT 横断面中，粉刺附近的血管信号增加，而粉刺中央的血管信号缺失。开放性粉刺的倒 V 形结构内可见高反射性团块，表皮可见开口，血管形态与闭合性粉刺类似。丘疹的 OCT 图像呈穹顶状病变，表面部分剥落，真皮浅层可见高反射成分，周围真皮和丘疹中央附近的血管网密集。脓疱的 OCT 图像亦呈穹顶状病变，表皮和真皮内有多个椭圆形空腔，腔内含有高反射物质，血管网在邻近的真皮中突出，重建的血管网通常接近脓疱的正下方。

6. 大疱性皮肤病

OCT 能够区分表皮下和表皮内水疱。在 OCT 图像中，充满液体的水疱为无反射的黑色结构。大疱性类天疱疮的大疱常被嗜酸性粒细胞浸润，可见相对高的反射。此外，在大疱性类天疱疮和天疱疮患者的健康皮肤中发现了亚临床病变。大疱性类天疱疮皮疹边缘和远处外观正常的皮肤均可见表皮下裂隙、微小水疱、炎症细胞及纤维蛋白沉积；寻常型天疱疮皮损附近和远处外观的正常的皮肤内均可见表皮内裂隙，这可能表明疾病复发。

8.2.6.2　特点及进展

OCT 能快速、无创地显示表皮、真皮及皮肤附属器的矢状面图像，可用于非黑素源性肿瘤的诊断，OCT 图像在形态学上与组织病理高度一致，具有非侵入、高分辨等优点。但 OCT 设备比其他检测技术的费用更加昂贵，因此，仅少数的临床中心拥有 OCT 设备。OCT 具有明显的应用前景，其联合皮肤镜、RCM 和高频超声等影像技术，将极大提高多种皮肤病的诊断准确率，需要更多的研究来探索 OCT 在皮肤科的应用价值。

8.2.7 多组学研究：全方位解析皮肤癌

多组学方法是一种同时研究生物体多种组分（如基因组、蛋白质组、代谢组等）的研究方法。在皮肤癌的诊断领域，多组学技术展现出巨大的应用潜力。

8.2.7.1 基因组学

基因组学通过对皮肤癌患者的基因组进行分析，可发现与皮肤癌发生发展相关的基因变异和拷贝数变异。研究显示，约 25% 晚期黑色素瘤患者存在 *BRAF* 基因突变，其中 *V600E* 是最常见的突变。BRAF 和 MEK 抑制剂的靶向治疗对于 *BRAF V600* 突变黑色素瘤患者的长期治疗的疗效显著。因此，对基因组学的研究为早期筛查、风险评估和个性化治疗提供了重要依据。

8.2.7.2 蛋白质组学

蛋白质是生命过程中的重要执行者，从酶的催化到免疫的调控，都离不开蛋白质的参与。蛋白质组学旨在研究皮肤癌患者体内蛋白质的表达差异，以发现潜在的生物标志物和药物靶点。通过对皮肤癌患者蛋白质组的研究，可以为临床诊断、预后评估和治疗方案的制定提供有力的支持。

8.2.7.3 代谢组学

代谢组学关注皮肤癌患者体内代谢产物的变化，揭示皮肤癌发生发展过程中的代谢途径和调控机制。代谢组学的相关研究发现，皮肤癌患者体内的代谢产物存在显著的差异。

而汗液和尿液含有人体大量的代谢产物，其中，皮肤外层中的汗液、皮脂可产生皮肤上或皮肤内存在的低分子化合物。因此，利用汗液、尿液等非侵入性液体活检为皮肤代谢组分析提供了一种简单的方法，代谢物的改变可能预示着皮肤癌或其他疾病的状态，实现动态和重复的监测。

然而，目前仍需进一步的研究来探究人体汗液、尿液中的代谢物、生理状态和皮肤癌之间的关系。如果这一目标得以实现，将为代谢组学及无创性液体活检在皮肤癌早诊早治中的应用奠定坚实的基础。

8.2.8 多光子显微镜：诊断皮肤癌前病变

多光子显微镜可不是普通的显微镜，它可用于皮肤癌前病变、基底细胞癌、鳞状细胞癌以及黑色素瘤等皮肤肿瘤的辅助诊断。多光子显微镜是通过对激发光束进行扫描来实现成像。一般情况下，一个分子或者原子从基态跃迁到激发态每次只能吸收一个光子，但当光强足够高时就会产生多光子跃迁，即一次可以吸收多个光子。多光子激发需要超快的激光器，由于荧光分子的多光子激发需要的激光波长比单光子长，多光子激发能够用红外光或者近红外光代替紫外光作为激发光源，光散射小，其细胞毒性和光漂白作用更小。

1997 年，商业化的多光子显微镜首次问世。单光子激发所用的紫外光或可见光在光束到达焦平面之前易被样品吸收而衰减，不易对深层激发。而多光子显微镜在三维分辨率、观察深度、散射效率、背景光、信噪比控制等方面均超越既往的激光显微镜，故可观察活体动物脑片神经细胞结构与功能及脑皮层毛细血管网的成像。

多光子显微镜在体皮肤成像的深度可达 150 μm，可以观察到表皮全层（包括细胞线粒体、胞质和胞核）和部分真皮，通过不同的自发荧光强度来区别皮肤癌前病变、基底细胞癌、鳞状细胞癌以及黑色素瘤等皮肤肿瘤，亦可用于脂溢性角化病、银屑病、血管瘤、疱病、皮肤老化等方面的研究。

8.2.9 皮肤光声成像技术：新型的成像技术

皮肤光声成像技术是以超声作为媒介的新兴生物光子成像方法，当短脉冲激光照射到生物组织时，物质吸收光能而产生热能，周期性热流使周围的介质热胀冷缩，激发声波的光能转化为声能。皮肤光声成像技术具有纯光学成像技术的高对比度及纯超声成像技术的高分辨率、高穿透深度等优点，非电离且能够对组织功能成像。该项技术为医学提供了一种新的成像诊断方法。

近年来，光声成像已在乳腺癌诊断、肿瘤血管新生成像、血红蛋白和血氧浓度成像、心脑血管易损斑块成像等中得到应用。除此之外，光声成像技术可对肿瘤及周围血管功能成像。皮下微血管的三维成像对于皮肤病、癌症研究和整形外科等领域很重要。但是，皮下微血管的功能成像仍然面临挑战。光声显微镜利用高空间分辨率和高信噪比能够对小动物和人皮肤微血管功能成像。有学者使用双波长（584nm 和 764nm）光源对黑色素瘤小鼠模型进行功能成像，在 584nm 波长的光照下，由于黑素和血红蛋白对这一波长有强的光吸收，因此，光声显微镜在 *X*–*Y* 轴方向能对黑色素瘤和周围血管功能成像。但是在这个波长范围内不能评价肿瘤的厚度，因为光子在富含黑素的肿瘤内部很快被完全吸收。为了增加光子的穿透深度，研究小组应用近红外光（764nm）来降低黑素的光吸收。结合这两个光波成像能够完整显示黑素肿瘤的形态和周围的血管（图 8.2.19）。

对人体的皮肤及皮下组织成像光声技术也有着成功的应用。有学者利用 670nm 波长的激发光实现了对人体手部皮肤及皮下深达 4mm 的组织血管的光声成像，得到了人体皮下组织循环系统的三维影像。光声成像也在烧伤、皮下肿瘤、鲜红斑痣等方面有着成功的应用。

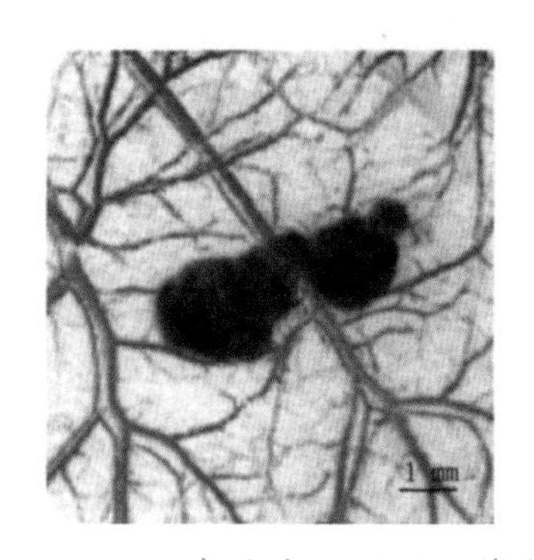

图 8.2.19　黑素肿瘤及周围血管成像

[图片来源：席鹏，刘宇嘉，姚志荣，等. 用于皮肤影像诊断的光学成像方法 [J]. 中国激光，2011，38（2）：1-13.]

8.2.10　荧光诊断：皮肤肿瘤的无创诊断

近年来，随着皮肤肿瘤患者的不断增多，与此相关的诊断和治疗技术也在不断发展。荧光诊断（fluorescence diagnosis）作为一种非侵入性的新兴诊断技术，具有操作简便、灵敏度高、可实时检测等特点，在辅助诊断皮肤肿瘤方面有很好的发展前景。

荧光诊断是借助适当的波长光线照射，激发人体组织内源性或外源性荧光基团，显示出特定的荧光进行诊断的方法。根据荧光基团来源的不同，荧光诊断可分为自体荧光诊断和药物诱导荧光诊断。

8.2.10.1　基本原理

当荧光物质从一定波长的激发光吸收能量后，电子会从基态跃迁到高振动能级的不稳定的激发态。由于激发态并不稳定，电子会通过发射某一更长的波长的荧光或其他方式释放能量同到稳定的基态，通过检测发射的荧光即可进行荧光诊断。

生物组织内的核酸、蛋白质、卟啉等有机物在特定激发光诱导下也可发射荧光，称为自体荧光。受不同的激发波长、不同的组织成分等的影响，可得到不同的荧光吸收或发射光谱，正常组织与病变组织可借助不同的荧光光谱进行诊断。

药物诱导的荧光是指使用光敏剂后，肿瘤组织内原卟啉Ⅸ聚集，用适当波长的光照射皮肤，皮损部位发射红色荧光，提示肿瘤细胞在皮肤的位置。多数皮肤疾病的荧光诊断是通过检测病变组织中卟啉发出的荧光进行的。使用最广泛的光敏剂是5-氨基酮戊酸（5-ALA）。皮肤镜荧光诊断为药物诱导的荧光诊断。皮损处外用一定浓度的光敏剂，避光封包3~6h后去除敷料和药物，运用特定波长的激发光照射，吸收了5-ALA的皮损部位可发出红色荧光。

8.2.10.2 **如何进行诊断？具体流程如何？**

将5-ALA涂抹于皮损部位（约1mm厚度）及周围1cm区域，避光封包一定的时间后去除敷料和药物。在进行光动力治疗之前，立刻用带有荧光镜头的皮肤镜进行荧光诊断。

因所用的设备同时具有白色和紫外LED光源，能在相同的放大倍数下同时进行普通图像和荧光图像的拍摄。聚集在皮损区域的卟啉能在荧光镜头发射的紫外光（波长405nm）下显示荧光。

光敏剂封包3h后分别采集白色及紫外LED光源图像（图8.2.20），进行荧光诊断，可见皮损处发射红色荧光。

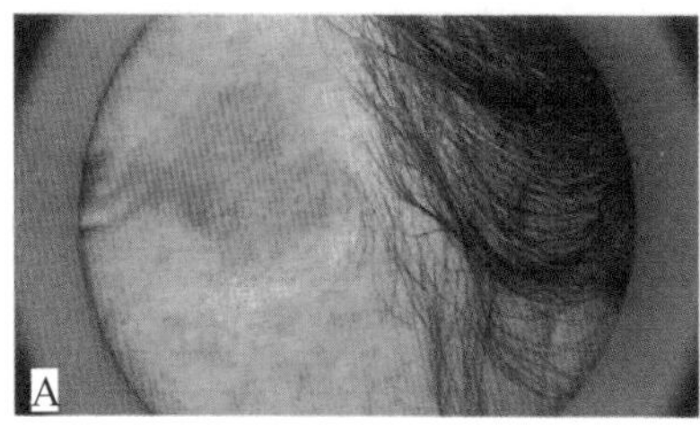

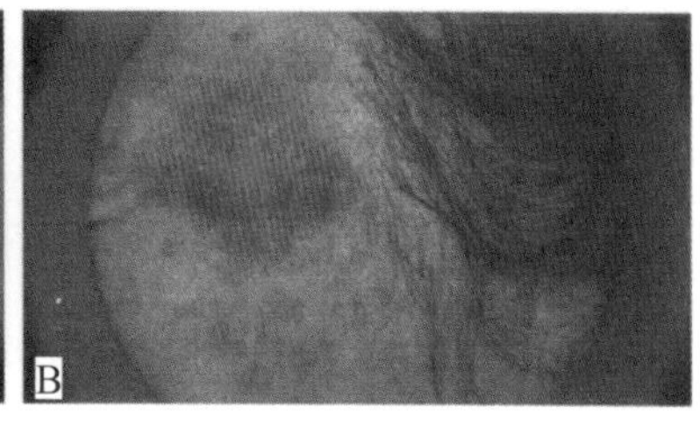

图8.2.20 A.白色LED光源，左侧颞部暗红圆形红斑；B.紫外LED光源，左侧颞部暗红圆形红斑，显示红色荧光

8.2.10.3　应用优势

荧光诊断是一种新兴的无创性诊断方法，操作简便，灵敏度高，可实时进行检测，亦可同时用于治疗。荧光诊断可用于区分肿瘤区域和正常的皮肤，辅助诊断非色素性皮肤肿瘤，减少了不必要的病理检查，减轻了患者的痛苦。

此外，荧光诊断对肿瘤皮损的精细勾划可用于 Mohs 显微手术的术前定位，减少了手术步骤，提高了手术效率。荧光诊断理论上可作为 Mohs 显微手术的术前程序，对肿瘤皮损面积进行测量，对皮损边界进行精确勾划。

荧光诊断还可用于评价疾病治疗的效果，进行治疗后的随访等。荧光诊断的发展与光动力技术的发展密切相关，与光动力治疗相辅相成。荧光诊断中运用的光敏剂也是光动力治疗中作用于肿瘤细胞的药物，两种技术常联合进行。荧光诊断运用无创手段，可简单快速地对光动力治疗后的皮损状况进行有效的判断和监测，有助于随访皮损的变化并及时发现肿瘤的复发情况，具有较高的临床价值和广阔的发展前景。

8.2.11　皮肤高频超声影像技术：皮肤肿物的超声检查

超声因其无创、廉价、实时及安全等优点在临床医学中已经得到广泛的应用。皮肤高频超声影像技术，顾名思义，是利用高频超声设备或技术对皮肤及皮下组织进行观察或检查的无创性影像学技术。临床常用的高频超声能清晰分辨皮肤的表皮、真皮及皮下组织，判断皮损的范围、深度、血流、性质及与周围组织的关系，它还可用于色素沉着和色素减退性肿瘤的术前、术后评估与疗效监测。这是一种无创诊断皮肤病的皮肤影像学技术。

1979 年，Alexander 和 Miller 首次应用脉冲超声检测人类皮肤的厚度。1990 年，在德国波鸿市举办了第一届皮肤病超声诊断国际会议，这成为皮肤病超声检测技术的里程碑。随着皮肤高频超声仪的问世，皮肤高频超声影像技术在皮肤科的应用中得到快速的发展。

8.2.11.1 工作原理

高频超声具有较好的方向性，其中，应用于皮肤病诊断的高频超声影像设备通常被称为皮肤B超仪。皮肤B超仪在进行皮肤检查的过程中经皮肤截面扫描方向发射的超声信号穿透靶目标后，反射到超声探头以灰阶形式显示超声图像信号的强、弱或光点密度。将这些灰阶或光点连接起来形成二维超声图像。

由于分辨率的原因，以往超声很少用于皮肤病的诊断。随着技术的进步，目前的超声成像技术分辨率已达0.1mm，可清晰显示皮肤各层及皮下组织，因此，皮肤高频超声开始用于皮肤病的诊断。5MHz~10MHz探头用于脂肪组织、动脉、静脉、淋巴结和肌肉组织；10MHz ~30MHz探头用于皮下脂肪、真皮、小动脉和小静脉。50MHz~80MHz用于表皮结构和真皮浅层。50MHz以上的超高频超声，对表皮病变的显示更加清晰，有利于皮肤病理的研究。皮肤超声诊断形成的图像表皮为一线状高回声，真皮回声的强弱是由能产生强回声的胶原成分决定，且会随着营养状况发生变化。可以为中高回声或低回声，其内可见中等片状回声及短线状回声，与真皮内纤维组织有关，而散在分布的点状不规则无回声区则与真皮层内的皮肤附属器有关。在毛囊皮脂腺的纵切面，可见多数斜度平行的低回声带，皮下脂肪呈低回声，厚度随年龄、性别、部位等有较大的差别，其内部所见的线状高回声为结缔组织束；大的皮下静脉为管状无回声结构，肌筋膜为规则纵向走行的明星高回声带。皮肤在不同的部位的厚度不同，皮肤的声像图受年龄微循环的改变和水肿等影响。

8.2.11.2 主要的适应证

皮肤超声主要用于皮肤肿瘤，以及炎性、感染性和物理性皮肤病的诊断。不同的皮肤病具有不同的超声表现，但不能取代组织病理学检查。20MHz高频超声的分辨能力高，直径大于0.2mm

的皮损均能被显示。可通过超声检查，判断病变距表皮的距离、病变的厚度和面积、与周围组织的关系。

8.2.11.3 常见皮肤病的辅助诊断

1. 皮肤肿瘤。

（1）黑素细胞来源肿瘤：色素痣、先天性色素痣、黑色素瘤等。二维图像上黑色素瘤表现为边界不清晰、边缘欠光滑的非均质低回声，彩色多普勒血流成像显示内部较丰富的短线状血流信号。

（2）上皮来源肿瘤：原位鳞状细胞癌、基底细胞癌、脂溢性角化病、Bowen 病等。高频超声能观察到硬斑病样型基底细胞瘤周围回声明显增强，而浸润型基底细胞瘤肿瘤内部中低回声区呈嵌入性条带影，明显区别于一般的浅表型结节型基底细胞癌的恶性特征。基底细胞癌二维超声图像表现为病灶边缘光滑，形态欠规则，基底部边界不清，内部星均匀低回声，或伴有散在的点状强回声，彩色多普勒超声显示病灶内棒状血流信号，尤其是病灶底部的血流信号增加。

（3）血管、淋巴管来源肿瘤：血管瘤及血管畸形、血管球瘤、肉芽肿、淋巴管瘤等。

（4）皮肤附属器来源肿瘤：毛母质瘤、毛发上皮瘤、囊肿、粉瘤、脂囊瘤等。

（5）皮肤和神经纤维来源肿瘤：皮肤纤维瘤、神经纤维瘤、瘢痕疙瘩、平滑肌瘤等。

2. 硬化萎缩类疾病，如皮肤萎缩、脂肪萎缩、硬皮病等。

3. 真表皮增厚类疾病，如银屑病、硬肿病等。

银屑病患者的表皮层和真皮层明显增厚，真皮层浅层呈低回声带，皮下组织层回声有缺失；大多数表皮增厚明显的患者，可见表皮后方有明显的声影，同时活动性银屑病真皮层的血流信号丰富。

4. 皮肤急慢性炎症或苔藓化疾病。

8.2.11.4 应 用

应用 1：观察、测量皮肤各层的厚度和毛细血管，观察与测量皮肤断层和表皮深部的图像，整形美容术前后的测量；观察与测量皮肤肿瘤与皮周关系或确定手术切缘，为手术方案提供参考依据；动态图像监测伤口愈合或随诊等。

应用 2：引导手术切除或定位病理活检。

应用 3：观察与测量皮肤 Breslow 的厚度。如近期、远期疗效及相关指标的测量，尤其是测量黑色素瘤的浸润情况。

应用 4：皮肤健康状态的观察。如皮肤水肿、皮肤老化、皮肤弹性和皮肤美容效果的观察与功效评价等。

应用 5：疗效判断。微创疗效、物理治疗、激光疗效的评价；皮肤某些疾病或某些药物的疗效或特殊用途化妆品的功效评价等。有学者以 25MHz 及 50MHz 高频超声观察激光分次治疗皮肤痤疮后的效果，发现真皮层有明显的增厚，或与激光促进胶原蛋白重新合成、细胞外基质重构以及皮肤的水合作用有关。

应用 6：监测皮肤填充剂。可视化动态观察、测量，或监测线状物或其他植入物。

应用 7：测量皮肤组织结构的参数。测量皮肤组织各层的参数，为皮肤病的科学研究提供客观指标等。

应用的其他方面：兽医，尤其是动物皮肤的科学研究等应用。

8.2.11.5 皮肤高频超声的特点

由于超声的固有特点，皮肤高频超声的穿透深度远远超过其他的皮肤影像技术，但该技术难以根据声像图判断皮肤肿瘤的良恶性，检查结果也易受患者的体位、探头的压力等多种因素的影响。这也是该技术在今后研发中需要解决的问题。

8.3 皮肤癌潜在的“助长者”

8.3.1 长期慢性炎症：皮肤癌的催化剂

慢性炎症被认为是许多癌症的促进因素之一，包括皮肤癌。慢性皮肤炎症可以引起免疫系统的激活，释放炎性细胞和介质。长期存在的慢性炎症可能导致细胞基因和信号通路的变化，促进恶性转化，产生对正常的生长调控失去响应的异常细胞，从而增加皮肤癌的患病风险。

8.3.1.1 湿 疹

湿疹是一种慢性皮肤炎症性疾病，通常是由于机体内的免疫功能出现异常，以及受到环境、食品的刺激所引起的，不排除与心理因素有关，通常会表现为皮肤红斑、丘疱疹、水肿、脱屑、苔藓样变等症状，可能会伴有瘙痒以及灼热感。如果患湿疹后未及时治疗，迁延不愈而导致肌肤反复出现感染，可能会导致局部细胞损伤变性，出现异常增生，增加皮肤癌的患病风险。

8.3.1.2 银屑病

银屑病是一种常见的慢性炎症性皮肤病，表现为皮肤出现红斑和鳞屑。皮肤损伤中，炎症细胞释放的一些活性氧和氮介质可能导致基因发生变异。一些炎症因子，比如白细胞介素和肿瘤坏死因子，能够刺激上皮细胞发生表观遗传改变。此外，一些抑制癌症的因子失去作用，同时癌基因被激活，也可能导致肿瘤细胞不受控制地生长。因此，银屑病患者患上恶性皮肤肿瘤的风险较普通人更高，尤其是患皮肤鳞状细胞癌的风险较大，而基底细胞癌和黑色素瘤的风险相对较低。

尽管存在这些潜在的关联，但需要强调的是，湿疹、银屑病本身通常是良性疾病，大多数患者并不会发展成皮肤癌。保持良好的皮肤护理、及时治疗炎症、避免激发因素以及定期进行皮肤检查是重要的预防措施。

8.3.2 病毒感染：不能小看的寄生体

病毒感染与皮肤肿瘤的发展密切相关，约有 15% 的皮肤肿瘤可能由病毒感染诱发。不同的病毒致癌的分子机制各有不同。其中，人体免疫缺陷病毒（HIV）、人乳头瘤病毒（human papilloma virus，HPV）、爱泼斯坦 – 巴尔病毒（Epstein–Barr virus，EBV）、人单纯疱疹病毒（human herpes virus，HHV）与皮肤肿瘤密切相关。

8.3.2.1 人体免疫缺陷病毒感染

HIV 感染最终可能演变为获得性免疫缺陷综合征，即艾滋病。患者的免疫功能严重受损，甚至丧失，易于合并各种感染和肿瘤。其中与 HIV 感染相关的皮肤肿瘤包括非黑色素瘤皮肤癌、卡波西肉瘤、黑色素瘤、皮肤淋巴瘤等。这些肿瘤的发生是由于 HIV 感染引起 CD4 功能障碍和 CD8 活化，导致细胞免疫功能障碍，减少了对肿瘤生成的监督和对肿瘤相关病毒的抑制，从而增加了皮肤肿瘤的发生率。HIV 感染者发生非黑色素瘤皮肤癌的总体风险增加了 44%，特别是鳞状细胞癌风险增加了 222%。

8.3.2.2 人乳头瘤病毒感染

HPV 属于乳多空科病毒，是一种小型无包膜的病毒，其基因组为大约 8000 个碱基对的环状双链 DNA。人类是 HPV 的唯一宿主。截至目前，已经鉴定出 200 多种不同类型的 HPV。HPV 可以分为 5 个属，分别是 α、β、γ、μ 和 ν。根据其致癌风险的水平，HPV 被分类为低危型、中危型和高危型。其中，与上皮恶性肿瘤密切相关的主要是高危型的 HPV 亚型，如 HPV16、HPV18、HPV31、HPV33、HPV35 等。

8.3.2.3 EB 病毒感染

EBV 是一种广泛存在的嗜淋巴双链 DNA γ 疱疹病毒，能够感染全球超过 90% 的人口。EBV 与多种淋巴组织增生性疾病相关，其感染的主要靶点是 B 淋巴细胞、NK/T 细胞。EBV 能引起皮肤 B 细胞淋巴瘤，包括 EBV 阳性皮肤黏膜溃疡、淋巴瘤样肉芽肿病、浆母细胞淋巴瘤等，以及皮肤 NK/T 细胞淋巴瘤，包括血管免疫母细胞性 T 细胞淋巴瘤和外周 T 细胞淋巴瘤等。

8.3.2.4 人单纯疱疹病毒感染

HHV 感染通常引起口唇疱疹，但在某些情况下也可能与恶性皮肤肿瘤有关。

HHV-8（人类单纯疱疹病毒 8 型）是目前人类已知的唯一属于 γ-2 型的疱疹病毒。HHV-8 能够感染并改变正常的人类角质形成细胞及其生长性质，促进上皮细胞的过度增生，与皮肤鳞状细胞癌密切相关。国际癌症研究机构将 HHV-8 列为一类致癌物。另外，HHV-8 也是非鳞状细胞皮肤癌的直接相关的致癌因子。

大量的证据表明，病毒是导致皮肤肿瘤的原因之一。但是，皮肤肿瘤是多种因素共同作用的最终结果，并且致瘤病毒通常存在于大部分人群中而不会引起疾病，对于感染了这些病毒的患者，及时的诊断和治疗是非常关键的。此外，预防病毒感染，如接种 HPV 疫苗，也是预防相关皮肤肿瘤的一项重要措施。

8.3.3 自身免疫性疾病：安全防护系统的自我攻击

8.3.3.1 系统性红斑狼疮

系统性红斑狼疮（systemic lupus erythematosus，SLE）是一种慢性的自身免疫性疾病，可能影响多个器官系统，包括皮肤。患有 SLE 的人可能对紫外线更为敏感并且其皮肤长期处于慢性炎症状态，可能增加患皮肤癌的风险，尤其是鳞状细胞癌。

8.3.3.2 硬皮病

硬皮病（scleroderma）是一种主要累及皮肤、黏膜组织并以纤维化和硬化为主要特征的结缔组织疾病。其发病机制涉及血管异常、结缔组织异常以及免疫改变等。自身免疫系统的异常活动和纤维化是硬皮病的显著特征。这种疾病可能导致广泛的器官损害，涉及多个系统，包括皮肤、血管、肺、肾脏和消化系统。虽然硬皮病本身通常不直接导致皮肤癌，但由于其导致的光敏感性、慢性炎症状态、免疫系统异常，可能会增加患皮肤癌的风险。

8.3.3.3 皮肌炎

皮肌炎（dermatomyositis，DM）是一种主要累及皮肤和骨骼肌的自身免疫性疾病。DM 患者恶性肿瘤的发生率约是正常人的 5~7 倍。其是结缔组织病中恶性肿瘤发生率最高的疾病。其合并肿瘤的类型多种多样，可累及全身的各处器官。目前，多认为女性 DM 患者的乳腺癌、卵巢癌的发生率较高，男性则以肺癌、鼻咽癌最常见。DM 致恶性皮肤肿瘤的相关机制尚不明确，可能与以下因素有关：免疫功能紊乱、交叉免疫反应、病毒感染、遗传因素。

8.3.3.4 类风湿性关节炎

类风湿性关节炎（rheumatoid arthritis）是一种常见的自身免疫性疾病，可能导致关节炎和其他的全身症状。患者可能由于长期存在的慢性炎症状态而面临较高的非黑色素瘤皮肤癌的风险，特别是基底细胞癌和鳞状细胞癌。

8.3.4 免疫抑制状态：被扼制的安全防护系统

免疫抑制与恶性皮肤肿瘤之间存在密切的关联。免疫系统对于监测和抑制肿瘤细胞的生长是至关重要的，而免疫抑制可能会削弱这一作用，增加患者患上皮肤恶性肿瘤的风险。以下是一些常见的情况和因素。

8.3.4.1 器官移植术后免疫抑制

为了防止器官移植后的排异反应，接受器官移植的患者通常需要使用免疫抑制药物来抑制免疫系统的反应，防止排斥移植物，如环孢素、他克莫司等。然而，这些药物削弱了免疫系统的功能，包括对肿瘤细胞的监测和清除。因此，器官移植患者更容易患上皮肤癌，特别是基底细胞癌和鳞状细胞癌，这两者通常与长期的紫外线暴露有关。

8.3.4.2 免疫系统性疾病的免疫抑制治疗

一些自身免疫性疾病，如上文所提到的类风湿性关节炎、红斑狼疮，以及慢性肾病等，可能需要长期使用免疫抑制药物进行治疗。这种治疗能够减轻疾病的症状，但同时也削弱了免疫监测，增加了患皮肤癌的风险。

8.3.4.3 使用光敏感药物

一些药物，如某些抗生素、抗痛风药物和化疗药物，可以增加皮肤对紫外线的敏感性。长期使用这些药物可能导致皮肤癌的发生，尤其是基底细胞癌和鳞状细胞癌。

在免疫抑制的状态下，个体应该接受定期的医学监测，以及密切监测任何新的皮肤病变，及时发现和处理任何潜在的皮肤问题。此外，采取预防措施，如避免过度暴露于紫外线、保持健康的生活方式等，对于降低皮肤癌的风险也是非常重要的。

8.3.5 炎症性肠病：肚子里看不见的黑手

炎症性肠病（inflammatory bowel disease，IBD）是一种慢性非特异性炎症性疾病，主要包括溃疡性结肠炎（ulcerative colitis，UC）和克罗恩病（Crohn’s disease，CD）。在过去的 20 多年里，我国 IBD 患者的就诊人数呈快速上升的趋势。其已成为危害健康的主要的肠道疾病之一。目前的研究，已经明确炎症性肠病增加了患者患非黑色素瘤皮肤癌的风险，并且发现患黑色素瘤的 IBD 患者的结肠炎症的程度更高、范围更广。炎症性肠病的治疗手段亦会增加罹患恶性皮肤肿瘤的风险，如用硫唑嘌呤治疗 IBD 会增加患非黑色素瘤的风险，其中，鳞状细胞癌占多数。国外还有报道 IBD 相关的卡波西肉瘤，其产生的主要原因与 IBD 治疗过程中使用激素、免疫抑制剂和生物制剂有关。

除了上述疾病外，任何长期存在的慢性肠道炎症状态，如慢性胃炎、胃十二指肠溃疡等，都有可能影响整体的免疫状态，增加患皮肤癌的风险。

专家建议，所有 IBD 患者从确诊开始都应进行防晒和皮肤癌监测，尤其对正在接受免疫抑制剂治疗的患者来说尤为重要。皮肤癌的筛查不应仅限于暴露在阳光下的区域，而应该包括所有的身体区域，如头皮、背部等。对于那些已经成功治疗过恶性皮肤肿瘤的 IBD 患者来说，仍然存在复发的风险，因此需要进行持续的随访。

（陆凌怡　江欣雨）

第9章 皮肤肿瘤相关问答

问题1：为什么人会长痣？

痣又称色素痣、细胞痣或黑素细胞痣，是由黑素细胞/痣细胞组成的良性新生物，为人类最常见的良性皮肤肿瘤，几乎每个人都有，从婴儿到老人都可以发生，通常随年龄的增长，其数目会增加。

痣形成的原因非常多。

第一，最主要的是遗传因素，所以医生会说这些痣是你“命中带的”。先天遗传因素会导致痣细胞发育异常，黑素细胞在向表皮的移动过程中以巢状局部聚集而形成痣。

第二，我们大家都知道多晒太阳后皮肤会变黑，紫外线的长期过度照射会产生黑色素，黑色素在皮肤里沉积就会长痣和斑，因此，白种人比黑种人的痣多，浅肤色的人比深肤色的人的痣多。女性的痣比较多，主要分布于腿部，而男性主要分布于躯干。

第三，一些不良的生活习惯，例如长期熬夜、睡眠不足、精神压力大或者使用劣质化妆品等都可能会造成长痣。激素水平变化也会影响黑色素在体内的代谢，例如女性在青春期或者妊娠期，黑色素会在皮肤表面大量堆积，皮肤容易出现雀斑、痣、色素沉着等问题。药物、免疫抑制、外伤等也有一定的关系。

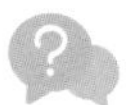

问题 2：为什么刚开始没痣，后面突然长痣了？

突然长痣可能和遗传因素、内分泌失调等有关，需要及时观察自身的症状，并及时进行处理。

（1）遗传因素：如果父母双方或一方身上有痣，可能会遗传给自己的后代，其后代也可能会长痣，出现黑色、褐色小痣。

（2）内分泌失调：如果存在长时间熬夜、抽烟、酗酒等不良习惯，或是使用含激素类的药物，会影响机体激素的水平，导致内分泌紊乱，可能会诱发局部出现痣。此时，需要养成良好的生活习惯，避免熬夜，戒烟戒酒，适当运动等。

此外，阳光暴晒、局部外伤等，也可能会诱发痣的出现。如果不影响美观，没有异常，可以不用特殊处理；如果影响正常的生活，需要进行治疗。

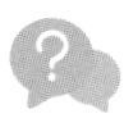

问题 3：怎么给痣排序、分类？

方法 1：根据色素痣发生的时间，出生时就有的为先天性色素痣；出生后出现的为后天性色素痣。老百姓常说的胎记除了包括先天性色素痣外，还包括了一些血管增生或血管畸形所导致的皮肤改变。

（1）先天性色素痣出生时即有，不遗传；可发生于全身各处，大小差异很大，小的只有几毫米，大的可以覆盖整个背部甚至一侧肢体。超过 10cm 的为先天性巨痣，表面不平，常有粗黑的毛，如兽皮状，故又称之为巨大毛痣或兽皮痣，有些还伴有神经系统的症状。该类型的痣恶变的概率较高，10%~30% 的患者会演变为恶性黑色素瘤，故建议密切随访，尽早进行预防性切除。小型先天性色素痣约有 1% 可发生恶性黑色素瘤，较一般人群的 0.4% 为高，故应定期随访，可能发生恶变时，尽可能进行手术切除。

（2）后天性色素痣一般均较小，十分常见，有学者认为仅发生于 40 岁之前，之后如果出现色素加深的情况，需要首先怀疑其他的色素性皮肤病。

方法 2：根据痣细胞的分布部位，可将其分为交界痣、混合痣和皮内痣三种。按照痣发生的时间顺序介绍如下。

（1）交界痣通常在出生时即有，或出生后不久发生。体积较小，直径一般小于 6mm，表面平滑、无毛，扁平或略高出皮面，颜色为淡褐色至深褐色。它的交界是指位置处于皮肤真皮与表皮的交界处。

（2）混合痣多见于儿童和少年。外观类似交界痣，但可能更突出，有时有毛发从中穿出。它含有交界痣和皮内痣两种成分。

（3）皮内痣常见于成年人。损害呈半球状隆起，直径可达数毫米至数厘米，表面光滑或呈乳头状，或有蒂，可含有毛发，颜色可为黑色、褐色、肤色等。皮内痣一般不增大，多见于头、颈部。其位置处于真皮的不同深度。

这些不同类型的痣之间可以转换，我们不用特别在意它的类型。

问题 4：为什么痣的颜色不一样？

痣可以有不同的颜色，因痣细胞内的色素含量不同，皮损可呈棕色、褐色、蓝黑色或黑色，无色素的皮损多呈肤色。此外，还有红痣、晕痣、褐青色痣、太田痣等。

问题 5：什么是红痣？

红痣就是我们医学上说的血管痣（樱桃样血管痣）。其实，它是皮肤表面毛细血管扩张或血管内皮细胞异常增生或两者混合所致，表现为高出皮面或与皮面相平的局限性红色病变，颜色可表现为鲜红、淡红、紫红等，大部分不伴疼痛，多数为良性病变。可能出现在皮肤表面的任何部位，包括面部、颈部、躯干和四肢等。

红痣的形成原因还没有定论，现在的主流观点有两种：①因为皮肤局部毛细血管或小动脉出现增生，然后由末端扩张而逐渐形成的。②随着年龄的增加，血管周围的结缔组织发生变性，造成血管周围比较薄弱，在摩擦、搔抓、外伤的刺激下，血管进一步损伤而形成血管扩张，血液充盈在血管扩张处。

目前，在治疗方面考虑到血管痣大多是良性的，无须特殊治疗。当患者有美观需求或者血管痣对生活的影响较大时，可行激光治疗（近年应用激光治疗浅表的血管性疾病已较为普及）。冷冻也为早期的一个治疗方法。当血管痣的体积较大时，可以考虑手术切除治疗以防止复发。

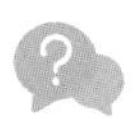

问题 6：什么是蓝痣？

我们看到的蓝痣，呈现出蓝灰色的外观，主要是由于真皮黑色素经覆盖表皮产生的视觉作用，可见光的长波穿过深部真皮，被色素细胞吸收，而（蓝色）短波的穿透力弱，被皮肤散射折回至皮肤表面，进而反射至我们眼中呈现蓝色。

蓝痣在医学上，又称为良性间叶黑色素瘤、蓝神经痣、色素细胞瘤、黑素纤维瘤、良性间充质黑瘤等，是由蓝痣细胞组成的一种良性瘤。目前，蓝痣在临床上分为三型：普通蓝痣、细胞蓝痣和联合蓝痣。普通蓝痣的皮损大，常进展，且偶有或少有淋巴结的良性转移。蓝痣可以生来俱有，也可生后出现，通常多见于皮肤上，在皮肤外也可发生于口腔黏膜、子宫颈、阴道、精索、前列腺和淋巴结等处。

在治疗方面，蓝痣的直径 <1cm，稳定多年没有变化，通常不需要积极治疗。而对直径 ≥ 1cm，近期突然出现蓝色结节，或原有蓝色结节扩大者，应手术切除，对突然扩散的结节性蓝痣需进行组织病理学检查。

问题7：宝宝刚出生就长的痣，是不好的痣吗？

色素痣是否会恶变与出现的时间没有关系。先天性色素痣中有一类巨大色素痣，面积大，色深，多毛，增厚，甚至会出现卫星状损害。经统计，其恶变成黑色素瘤的概率在2%~5%，婴儿期或以后任何的年龄中均可发生，故应尽早切除。其余的小中型先天性色素痣发生黑色素瘤的危险极低，发生率不高于或仅稍高于后天性色素痣。

问题8：胎记一定是良性的吗？

胎记是我们中国人对一些生下来就在体表上出现的色泽异常情况的统称。这些“胎记”有的出现在面部，有的出现在身体四肢，还有的出现在臀部、背部，花样繁多。有的是红色，有的是青色，还有的呈现灰黑色、黄褐色。俗话说的“胎记”，在医生眼里可能就有天差地别的诊断，需要使用不同的手段来检查、治疗。

如太田痣，主要是因为在胚胎时期，神经板外胚层中的黑素细胞在生长过程中出现了异常，没有能够穿透真皮到达生发层，结果就在青春期来临之际，不断地产生黑色素，使得皮肤看起来出现一层青黑色的印记。

普遍来讲，大家一般会认为胎记以良性为主，很少去干预，但是对于医生来说，有一部分的胎记也是需要引起大家重视的，比如先天性巨痣，有报道约2万个新生儿中可见到1例。其好发于头、面、背、腰部或一侧肢体，形如帽、靴、肩垫、袜套状或短裤状，常呈褐色、棕黑色或黑色，界限清楚，柔软而有浸润感，表面不平。常有粗黑的毛，如兽皮状，故又称巨大毛痣或兽皮痣，随患儿年龄的增长而缓慢长大、增厚，可有乳头状突起或脑回状褶皱，外围常发生散在的、小的星状样损害。发于头颈部者可伴发软脑膜黑素细胞瘤，出现癫痫、智力障碍或神经定位症状。发生在脊部者可伴发脊柱裂或脑膜膨出。此外，尚可伴发咖

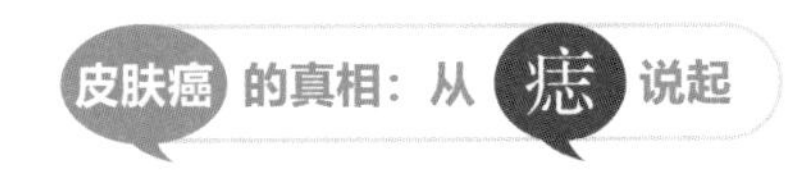

啡斑神经纤维瘤、脂肪瘤或血管瘤。因此，类似的损害是需要及时干预的。

部分胎记属于先天性血管畸形，如鲜红斑痣，又称毛细血管扩张痣或葡萄酒样痣，是常见的先天性毛细血管畸形，出生时即可存在。其好发于颜面、颈部，也可发生于其他部位。皮损为淡红或暗红色斑疹或斑片，形状不规则，压之部分或完全退色，可随年龄的增长而颜色变深，亦可高出皮面，或其上发生结节状皮损。本病可伴有其他的血管畸形，Sturge-Weber 综合征合并软脑膜及蛛网膜血管瘤、癫痫、对侧脑瘫。此外，结膜、虹膜及脉络膜也可出现血管瘤，引起青光眼或视网膜剥离；Klippel-Trenaunay 综合征（骨肥大静脉曲张综合征）合并软组织及骨肥大、静脉曲张及动静脉瘘。

静脉畸形：又称海绵状血管瘤，是静脉先天畸形，出生时即存在或出生后数周发生。其好发于头面部，亦可累及口腔黏膜等其他部位。皮损为大而不规则、柔软的真皮及皮下肿块，圆形或不规则形，高出皮面呈结节或分叶状，边界不甚清楚，表面光滑。皮损可呈鲜红、暗红及紫蓝色，常可被压缩，状如海绵，单个或多个。皮损在 1 年内逐渐增大，亦可逐渐缓解，但难以完全消退。可伴有 Malucci 综合征及蓝色橡皮大疱痣，前者有软骨发育不良和骨化不全，由骨脆弱引起畸形，此外，还有骨软骨瘤和软骨肉瘤；后者的血管瘤除累及皮肤外，常累及肠道，可引起慢性出血和贫血，其他器官也可有血管瘤病变。

先天性血管瘤：又称草莓状血管瘤，出生时或出生后数月内发生，增大迅速，大多在 1 年内生长到最大，此后开始逐渐退化，70%~90% 患者在 5~7 岁时可自行完全消退。其好发于颜面、头颈部或肩部。皮损呈高起皮面的柔软分叶状的鲜红色肿物，边界清楚，大小不等，多在 2~4cm，压之不易褪色。伴有血小板减少性紫癜的毛细血管瘤为 Kasabach Menitt 综合征。本型的皮损多数可完全消退，应尽量等待自然消退。生长较快或泛发者，可应用放射性核素“磷”或“锶”或X线照射治疗，或皮内注射糖皮质激素或口服泼尼松，还可选用585nm或595nm脉冲染料激光治疗。

问题9：宝宝长痣，该怎么办？

小孩的痣分为很多种类，可以是先天性的痣，也可以是后天性的痣。先天性的痣多与遗传、皮下黑色素增生或毛细血管出现畸形有关，后天性的痣多与环境中的紫外线照射有关。

先天性的痣，分为色素痣和血管瘤等多种病变类型，外形会有所差异，长在不同的部位，预后也会有所差异。如果小孩的痣不在特殊部位，不需要特殊治疗；痣在特殊位置且突然出现体积增大或颜色变黑，或表面出现糜烂、溃疡、出血等，自觉疼痛、瘙痒，需要及时到医院就诊，必要时可以进行激光甚至手术治疗。

人体皮肤在比较强烈的紫外线照射下，有些黑素细胞会突然活跃起来，也会在人体上形成色素痣，属于后天性的痣。色素痣有可能会出现恶性病变，但发病率不高，只是在一些特殊情况、特殊部位时需要高度重视，如对于摩擦部位或者容易皮肤受损的部位，可以适当考虑进行早期干预，必要时进行病理检查，如果有恶变倾向，需要及时手术切除。

问题10：儿童能不能做祛痣手术？

理论上来讲，只要儿童能够配合医护人员，是可以做局麻下的手术的，但因为儿童面对陌生的环境和人员时常因为恐惧而不能配合，部分手术不得不采取全麻，对家长来说是非常不情愿的。一般建议儿童家长如果担忧儿童身上的痣，可以定期来医院行皮肤镜检查。这个检查无创且无痛苦，如果检查结果确实考虑色痣有风险，再行手术切除。

问题 11：眼睛里的黑点是什么？

眼睛出现黑点，可能是巩膜 / 结膜色素痣、角膜上有异物嵌顿、飞蚊症等导致的。色素痣多考虑与先天遗传有关，通常在出生时就已经存在，一般不会伴随时间的推移而产生明显的变化，也不会引起视力下降，因此，无须特殊干预。若出现视力模糊、视野受遮挡、经常流泪、干涩等症状，需及时到眼科就诊。

问题 12：眼部的色素痣，怎么办？

我们人体自身有代谢黑色素的功能，但是随着年龄的增长，眼球壁会逐渐增厚，当眼睛老化到一定的程度或者皮肤老化到一定的程度的时候，就可能无法将黑色素代谢了。所以，在正常的情况下，儿童、青少年的眼睛都比较清澈，相对没有各种色斑，当到了一定的年龄阶段，沉着的色素聚集成巢状或团状，会形成色素痣。

在通常情况下，眼睛的色素痣对身体健康不会有太大的影响，如果想要去除，可以通过手术的方式去除。目前，可以运用多种当代技术来解决这个问题，比如在显微镜下进行手术切除的方法来解决，但是，虽然这是微创手术，但术后也会留有疤痕，恢复期相对比较漫长。所以，建议患者谨慎考虑清除眼部的色素痣！

我们通常看见的眼白部分的色素痣是长在球结膜最外层（即眼睛的皮肤上），相对是非常安全的。目前，我们医生的美容做法是不切除而用激光的方式去除。这样治疗的相对优势是不留痕迹，恢复快，相对的创伤面小，能有一个美观的效果。但是如果是眼睑色素痣的话，我们就要多注意，因为眼睑色素痣会在外界的刺激下，转变成恶性黑色素瘤的危险系数相对比较大！

问题 13：睑缘色素痣，需要去掉吗？需要动手术吗？

睑缘色素痣是眼睑先天或后天扁平或隆起的病变，边界清楚，由痣细胞构成。有些出生时即有，少数发在青春期。初期生长较快，以后生长较慢。有的也有自行萎缩，一般到成年可逐渐静止。

目前，临床上主张：该痣如无迅速增大、变黑及破溃出血等恶变迹象时，可以不必治疗，以观察随访为主。如患者为美容考虑而需切除时，必须完整而彻底，否则残留的痣细胞可能受手术刺激而恶变。如果其逐渐长大，那就建议尽早进行手术切除，因为其越大越难治疗，如果长到结膜上，就会磨眼睛，影响患者的生活，而且后期手术的疤痕也会越来越大，不利于恢复。

问题 14：痣越来越大，怎么办？

许多患者会因为观察到痣变大而前来就诊。

痣细胞的发展过程可以理解为一个生命的变化过程，通常要经过诞生、生长、成熟及衰老等几个阶段。它在人出生后开始出现，随着年龄的增长，皮疹的数量增多，体积变大，逐渐由表皮移入真皮，随后开始稳定，慢慢消退，至老年时可完全消失。所以，大多数痣会随着年龄逐渐变化，一开始扁平色深，到突出皮面、色浅，最后成为半球状、肤色，甚至消失，过完它的“一生”。痣的变化是正常的，但如果遇到突然、剧烈的改变，还是建议去医院皮肤科就诊。

问题 15：毛发穿过痣的表面，怎么办？

有些痣的表面有小凸起，甚至长出了“汗毛”，非常影响美观，我们可能会去拔它、去剪掉它。

但其实当痣出现在毛囊上方，例如头部、面部时，毛发就会穿过痣的表面，有些可能比周围其他的体毛更黑、更粗，这是很常见的。许多医生认为痣上长毛并不是恶变的征象，甚至还是好的表现。如果头发上方的痣细胞发生了病变，那么反而会抑制毛发的生长。但我们不建议拔除或者剔除痣上面的毛，因为只要毛囊还在，即使拔除毛发，毛发还是会生长出来的。而对于突出皮面的痣，如果使用剃刀，很容易损伤皮肤，频繁的刺激会引起炎症反应，并会增加其癌变的风险。

问题16：哪些痣可能有问题？

首先，一些巨大的先天性色素痣非常有可能变化成恶性，因此，为预防恶变，主张早期切除。其次，对于一些易摩擦、受压部位的色素痣，例如长在手掌、脚掌、手指、脚趾、外阴生殖器黏膜、口腔、女性颈部肩膀、指甲下等部位的痣的性质更加容易发生改变，也需要引起重视。

那么，其他部位的痣，就不需要关注了吗？当然不是，如果你发现身上的痣出现下面这些症状或符合下面的情况时，就要立即注意了。

（1）当它不断受到外来的伤害：频繁接触化学物品、不断受到外伤刺激、长期真菌/细菌感染、慢性炎症、严重的日光晒伤史、经过激光/电灼/冷冻/药水等治疗不彻底。

（2）突然出现明显的变化时：颜色变黑，面积变大，出现红肿出血、糜烂破溃、结痂，表面菜花状，周围不规则色素晕或色素脱失晕，周边有扩散呈卫星样的损害，摸上去皮下有结节或肿块，伴有瘙痒、疼痛感等异常；上文中也已经介绍过的“ABCDE法则”用于辨别恶性黑素细胞瘤及黑素细胞痣。

（3）一些高危因素：有皮肤癌病史或家族史者，免疫抑制剂使用者，患有着色性干皮病儿童等。

此外，有学者提出，色素痣发生恶变的，绝大多数是交界痣

（黑色，平的，不高出皮面），而皮内痣（黑色至皮色，半球形，高出皮面）基本上不会发生癌变。对总是担心痣会变化的患者，可以定期用手机对着色素痣拍照（相同的角度、距离），或者前往医院做皮肤镜检查进行比较。

对于经医生判断后怀疑可能不好的痣，建议不要留念，尽早切除；而对于那些经过观察、检查未见明显不良征象的痣，患者也无须过于担忧。事实上，色素痣的癌变概率是极低的，绝大多数黑色素瘤并不发生在色素痣的基础上。

问题 17：想做激光祛痣，但是害怕留疤，怎么办？

首先，我们要明确，所有的激光、手术等破皮的操作都是有可能会留下疤痕的，只是明不明显的问题。疤痕的生成与色素痣的大小、深度、性质、个人是否为疤痕体质有关，也和医生手术指征的把握、操作技术水平相关，更与患者术前术后的保养护理息息相关。因此，如果哪家美容院或诊所的医生说百分百保证不会留疤，那你可要再慎重考虑一下了。

对于求美者来说，我们能做的就是加强护理。激光祛痣术后即刻可用生理盐水清洗皮肤，用冰袋局部冷敷来消除肿胀、减轻疼痛。术后手术创面结痂前（1 周左右）保持创面清洁、干燥，不能碰水，不宜化妆。建议适当使用生长因子类产品促进伤口愈合，也可遵医嘱涂抹抗生素软膏来预防感染。创面结痂时，注意不要用手搔抓、抠除，应等待痂皮自然脱落。结痂后可使用硅酮类祛疤药或祛疤贴，6 个月内使用都是有效的。术后 2~3 个月严格避免紫外线和强光照射，做好防晒，忌食辛辣、刺激、油腻的食物，这样遗留的疤痕一般不会非常明显。

近些年，关于伤口护理出现了一种无痂的愈合方式——“湿性愈合”。它是指在无菌清洁的环境下，使用密闭性敷料或膏剂来保持伤口环境适度的湿度。这种伤口处理方式，不仅能够促进肉芽组织生长，大幅度缩短创面愈合的时间，而且它不形成痂皮，通过伤口上皮愈合，避免了痂皮生成后出现瘙痒，减少瘢痕的形成。因此，有条件的求美者除了红霉素、夫西地酸、百多邦、多粘菌素等软膏外，也可以选择一些湿性辅料，例如水凝胶敷料、藻酸盐敷料、银离子敷料、人工皮、液体创口贴等。

问题 18：想把痣去掉，安排在什么季节开展？

对于高度怀疑色素痣恶变的患者，没有适宜的季节，建议当下就医进行专业的医治。如果是一般人的择期治疗，大多数医生往往会建议避开夏季进行。夏季的天气相对炎热，皮肤出汗、出油量比较多，容易并发感染。此外，夏天日晒强烈，求美者较难做到完美避光，容易留下色素沉着。但秋冬的天气相对较干燥，温度相对较低，伤口皮肤的愈合速度相对会缓慢。

问题 19：手术之后，能吃海鲜这种“发物”吗？

“发物”是从中医引用来的说法，指富有营养或有刺激性，特别容易诱发过敏反应或加重原发疾病的食物，常见的包括鱼、虾、蟹等海鲜，蘑菇、香菇等菌类，芒果、桃子等水果，鸡肉、牛肉等禽畜类食物。引起不同的患者过敏的食物也不尽相同。因此，对于平时所食用过不会过敏的食物，术后一样不需要禁忌。如果一味地忌口只食用清淡食物，会导致缺乏伤口愈合非常需要的物质基础蛋白质、氨基酸，也不利于伤口恢复。而辣椒、生葱、生姜、生蒜、芥末、烈酒等辛辣的食物可能会导致血管扩张，伤口红肿、渗出，还可能刺激伤口，加重疼痛，从而影响伤口的愈合。

问题 20：指甲上出现“黑线”，怎么办？

甲黑线，也称纵行黑甲，是甲母痣最常见的症状，是指发生在甲基质中的交界痣，其色素溢出至甲板，并随着甲板的生长而向前推移至甲缘，在甲板上呈现出稍隆起的纵行的褐色至黑色条纹。它可以发生在任何年龄，一旦出现，持续不退。形成的原因有很多。全身色素性疾病、局部外伤、真菌感染、湿疹样改变、甲下出血等都可以引起黑素细胞被激活，从而导致色素沉着。

少数的甲母痣可发生恶变，其发生率较低，仅占恶性黑色素瘤的 0.7%~3.5%，但其因位置特殊、易转移、恶性程度高、预后差，仍需重视。甲黑色素瘤也有自己的“ABCDEF”法则：A 代表年龄，好发于 50~70 岁；B 代表线条，短期内明显增大，宽度超过 3mm；C 代表甲线条和形态的改变，出现颜色分布不均、条带形状不规则；D 为受累位置，多为单发，累及一、二指 / 趾；E 为 Hutchinson 征，即甲板色素累及甲周皱襞；F 为家族史及个人史，有不典型痣或恶性黑色素瘤病史。当出现上述指征，均应及时进行甲活检以进一步明确诊断。由于甲解剖位置的特殊性，组织病理检查不太方便且造成的创伤较大，近年来皮肤镜无创检查诊断得到了积极的临床应用，有重要的临床意义。

问题 21：这颗痣“带有福气”，不能去掉——这有科学依据吗？

面相学在东方最早记载于《礼记》。它是一种透过观看一个人面部特征的方式来论命的学科，集社会学、人类学、心理学和审美学为一体，不论在民间还是在知识阶层都非常流行。随之，延伸出了痣相学，根据痣所在的位置做一些相学的基本分析，进而判断其运势吉凶。例如，鼻头在面相十二宫中称为“财帛宫”，鼻子的痣关系到一个人的财富与健康；嘴角的痣称为“食痣”，象征着衣食无忧、不愁吃穿等。人可以貌相是有一定的科学依据，不过心理学家同时强调，面相只是人们用来判断别人意图的一个方面，而不是唯一和最终的依据。在科学体系和医学知识面前，我们不能盲目地相信这些，应当崇尚科学。

问题 22：怎么做才能预防色素痣恶变？

（1）高危色素痣监测筛查：对黑色素瘤高危人群及恶变概率高的色素痣的定期的筛查，有助于早期发现、早期诊断、早期治疗；同时也是提高黑色素瘤疗效的关键，包括自我监测以及医院定期检查，防患于未然。

（2）避免阳光的暴晒：黑色素瘤的发生与日晒有着密切的联系，建议户外运动时穿防晒服，戴防晒帽、防晒口罩和太阳镜，养成涂防晒霜的习惯。

（3）不建议用腐蚀药物或冷冻等方法刺激色素痣：约有30%~50%的恶性黑色素瘤与外界的刺激有关；对于激光治疗2次未完全去除的色素痣，建议手术切除。如果是因美容需要，建议直接手术切除，将痣一次性去掉，以免过度刺激而引起恶变，造成肿瘤的发生。

问题 23：黑色素瘤是绝症吗？

恶性黑色素瘤是一种高度恶性的肿瘤，是由于黑素细胞恶变引起，我国的发病率及死亡率相对国外较低，约30万人群中有1例患者，每50万癌症死亡人群中有1例是恶性黑色素瘤，但随着检出率的提高，其发病呈快速增长的趋势，每年新发病例约2万人。虽然大部分早期黑色素瘤是可以通过外科治疗治愈的，但其恶性程度高，容易发生转移，因此能尽量在早期检测识别，及早进行局部手术切除是提高治愈率的最好的方法。对于晚期已转移的患者，没有非常有效的化疗药物，建议联合新型分子靶向药物进行系统化疗、免疫治疗、对症支持治疗等全身系统治疗。

黑色素瘤的预后与性别、年龄、部位、肿瘤分期等相关，通常来说，女性的预后好于男性；年龄越大，预后越不好；四肢预后相对较好，而头颈部则较差；出现远处转移的患者的 5 年相对生存率仅约为 23%。总体来说，分期越高，治疗越困难，预后越差。这也进一步说明了早期诊断治疗的重要性。但随着目前综合治疗理念的推广，恶性黑色素瘤患者的预后将得到极大的改善。

问题 24：身上出现好多红点，是不是肝脏出了问题？

不一定是。许多患者把蜘蛛痣与肝硬化画上等号，这是不正确的。它的发生可能与雌激素水平升高有关，当女性处于青春期或者怀孕时，自身分泌的雌激素增多；当各种因素（肝炎、长期饮酒、药物）使得肝脏受损时，肝脏对雌激素的代谢作用降低，也会导致雌激素水平升高。

问题 25：脸上的痣能不能点掉？

黑素细胞痣不稳定，也会经历成熟至衰老的生长演化过程，即出生后数年内开始出现，20~30 岁时发病率增加、皮疹数量增多，随后开始稳定下降，开始时多为小而平的交界痣，以后大多发展为混合痣，最后变为皮内痣。

除美容需要外，一般无须治疗，发生在掌、跖、腰围、腋窝、腹股沟、肩部等处易摩擦受损的部位时应密切观察，特别对一些边缘不规则、颜色不均匀、直径超过 1.5cm 的损害更应该注意，一旦发现迅速扩展或部分高起或有溃破、出血时，应及时切除。对于较小且较浅的黑素细胞痣可采用 CO_2 激光治疗，治疗要彻底，否则残留的痣细胞易复发。

问题 26：脸上的“痣”掉皮了，有没有问题？

老年人脸上的黑褐色肿物往往属于脂溢性角化病，俗话叫老年斑，并不属于痣的一种。

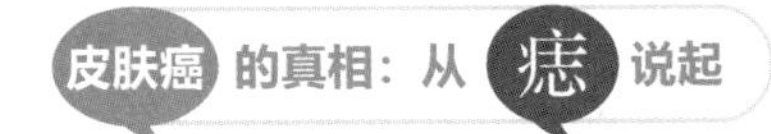

早期的损害为小而扁平、边界清楚的斑片，表面光滑或略呈乳头瘤状，淡黄褐或茶褐色。以后，损害渐渐增大，底部呈圆、椭圆或不规则形，偶有蒂，直径 1mm~1cm 或数厘米，边缘清楚，表面呈乳头瘤样，渐干燥、粗糙，失去光泽，可形成一层油脂性厚痂。色素沉着可非常显著，呈黄褐至黑色，陈旧性损害的颜色变异很大，可呈正常的皮色或淡茶褐色乃至暗褐色，甚至黑色。对于结痂很厚的损害，轻轻揭去表面痂皮后，表面呈乳头瘤样。虽然损害的表面多呈油脂状，但有不少的损害的表面干燥呈疣状。如损害位于浅表时，犹如黏着于表皮。

本病可单发，但通常多发，多为 20~40 个，个别病例可达百个以上。通常无自觉症状，偶有痒感。当发生于油脂溢出部位或摩擦外伤部位时，皮疹可被刺激而发生炎症及上皮组织不规则增生，又称受刺激的脂溢性角化病。损害发生于头皮者并不影响头发生长。

一般本病不需要特殊的治疗，不认为是癌前病变，如出于美容目的，可予冷冻 / 激光治疗，预后良好。

问题 27：痣发生了变化，是不是黑色素瘤？

良性的色素痣在人的一生中也会发生形态、颜色上的变化，如果这个变化是缓慢出现的，请大家不要恐慌；如果有担忧，可以去正规的大医院做皮肤镜检查。

但如果出现以下变化，还是需要大家重视，比如颜色明显加深，短期内明显增大，或是皮损表面变得不光滑，形态不规则，出现表面红肿、破溃或者疼痛等症状，以及在原色素痣周围出现数颗新长的皮损。

一般医院做皮肤镜检查都是无创的，大家不会感到不适，如果检查结果考虑是良性的，大家可以自行选择手术切除或者定期观察。如果色素痣是长在身体易摩擦的部位，比如手足掌、裤腰以及内衣带会经常摩擦的部位，那需要大家更重视一点，这些部位的痣相对来说恶变的可能较其他的部位要稍高一些。

问题 28：嘴唇长黑斑，是怎么回事？嘴唇会长痣吗？

嘴唇上出现黑斑，是由很多原因导致的，例如黑素细胞痣、口周的色素沉着、黑子病、心脏病、外伤继发引起的色斑等。对皮肤外科而言，是由有黑素细胞聚集和沉着导致的，但是内科方面也会有内脏系统诱发口唇周边的皮肤改变。所以，我们得搞清楚口周黑斑的原因，如果是由内科疾病导致，我们得去内科积极就诊，以消除病灶。

搞清楚原因后，就会知道口唇部也是会长痣的。当口唇出现色素痣后，我们也不需要太紧张，定期去医院就诊随访，它的处理原则等同于常规的色素痣。

问题 29：口腔内的黑点，危险吗？

痣可以长在我们身上的任何地方，如脸、头皮、手臂等，甚至还有在嘴唇、口腔内部，这是因为我们的皮肤和黏膜遍布黑素细胞，当黑素细胞聚集在一起，就会在皮肤和黏膜上形成色素痣。

绝大多数的黑色素瘤发生在皮肤中，只有大约 1% 发生在我们的黏膜组织，但是超过一半发生在黏膜组织中的黑色素瘤出现在口腔黏膜中，尤其在我们黄种人中更常见，发生在口腔黏膜的黑色素瘤反而要多于发生于面部皮肤的，因此，在临床中，口腔黏膜的恶性黑色素瘤并不罕见。

相比于发生在皮肤上的黑色素瘤，长在口腔黏膜的黑色素瘤很少被大家注意到，大多数人在前期也没有什么不适的症状。等到发现时，它已向深部组织浸润，引起牙齿松动，出现溃烂、出血、剧烈疼痛，并且容易发生颈部淋巴结以及全身肿瘤转移，甚至危及生命。

建议大家在日常生活中，要注意：

- 避免口腔内的长期慢性炎症，比如口腔溃疡。
- 避免口腔内的不良机械刺激，比如自行买药水点痣、经常咬破口腔内的痣，这可能会引起正常的痣发生病变。
- 当口腔黏膜出现黑斑时，及时去医院进行相关检查。
- 一旦观察到口腔黏膜上的黑斑有突然变大、颜色变深，或者破溃、出血的情况，尽早就医。

问题 30：备孕时，发现身上的痣有变化，该怎么办？

一般建议大家及时就诊，进行必要的检查，如果检查结果考虑有风险，建议及时手术切除，怀孕期间因为激素水平的变化，可能会出现其他改变，还是建议早期干预。

问题 31：长了恶性的皮疹，是不是会影响寿命？

基底细胞癌，发展缓慢，一般不发生转移，确诊后及时进行手术切除即可，对身体的健康一般不造成影响。

光化性角化病，又称日光性角化病、老年性角化病，是长期日光暴露所引起的一种癌前期病变。部分患者可发展为非黑色素瘤皮肤肿瘤，但通常不发生转移。

原位皮肤鳞状细胞癌 – 鲍恩病可累及任何年龄，中老年人较多。约 5% 患者可演变有鳞状细胞癌。

鳞状细胞癌则好发于老年人的曝光部位皮肤。一旦怀疑鳞状细胞癌，需立刻筛查并进行手术或者光动力治疗原发病灶。

黑色素瘤是大家关注的重点，本病与长期的日光照射、外伤、局部摩擦刺激等密切相关。它是所有的恶性皮肤肿瘤中进展最快、预后最差的恶性肿瘤之一，极易出现转移和复发，可通过血液循环和淋巴系统转移至肺、肝脏、颅脑和骨骼等重要的脏器，对机体造成致命性的破坏。

问题 32：哪些部位的痣，需要引起重视？

因为考虑到色素痣反复被刺激、摩擦，可能容易会导致发生恶变，所以，对于长在手掌、脚底，或者容易被衣领摩擦的颈部，以及常被腰带、皮带勒着挤压的腰部，女性被内衣束缚的肩、背部位及乳房下缘等这些部位的色素痣，我们需要格外小心。

另外，指（趾）甲下的黑痣也需要提高警惕。指（趾）甲生长时，反复对黑痣造成挤压摩擦，也是容易发生恶变的。

当这些部位的色素痣，出现颜色改变，大小改变，形状发生不对称，边缘不规则，或者是有肿瘤家族史，应该及时到正规的医院进行检查，以免耽误病情。

问题 33：痣那么小，为什么切掉后的缝合伤口那么长？

有些痣表面上看很小，实则很深，看上去小只是视觉上的效果。但是作为一名医生为了确保能完整地切除整颗痣，会在手术切痣时，在痣的边缘再往外扩点切除。另外，考虑到切除后缝合的伤口要平整，所以，通常会采用梭形切口的方式。梭形切口的长轴长度大约是短轴长度的 2 倍。所以，缝合后的疤痕就会比原痣的直径要长很多。

可能会有人好奇：为什么不沿着原痣的边缘切除？这个问题其实很好理解，大家可以随便找一张纸试试：当你从中间剪掉一个近圆时，你是无法把它的边缘平整缝合的；勉强缝合后，缺口两端就会翘起来，这样会严重影响美观性。在切痣手术中，大家管这种术后效果叫“猫耳”效果。

当然，不是所有的痣都会长成圆形这么“标致”的。有一些长得奇形怪状的痣，就需要依靠医生的精妙设计来达到理想的术后效果了。这就是皮肤外科医生和整形科医生的精妙之处。

问题 34：切痣会留疤吗？多久能拆线？

通常的切痣就是用手术刀的方式，把整颗痣完整切除下来，所以，切痣肯定是会留疤的。但是，疤痕也有明显与不明显的区别。现在不光是整形外科有美容线缝合，皮肤科也开始用美容线。一个良好的手术结果是会达到在一个正常的社交距离里看不到明显的疤痕，总之对患者的美观基本没有影响。当然，万一出现疤痕增生及凹陷等情况，我们也可以通过局部注射、光电美肤等后期修复治疗来达到一个比较满意的结果。

另外，关于切痣拆线的问题，医生会根据患者长痣的不同的部位、年龄以及缝合方式，做出一个综合的判断，只要在后期配合医生治疗，基本上能达到一个满意的效果。

问题 35：切痣后为什么还要做病理检查？

虽然对于大多数色素痣在就医面诊和手术的时候，医生能基本判断它的性状——是良性或者是可能发生改变的恶性。但是人为的判断准确率不能做到百分之百，病理报告对临床医生和患者都至关重要，是因为部分色素痣可能存在恶变的风险，仅靠肉眼观察无法准确判断。医生会在手术后对切除下来的色素痣进行病理切片检查，以确保它的可靠性。万一发现有恶性变化，可以尽早采取措施，及时治疗。而且，在后续的治疗中，它还能为医生对疾病的治疗、预后评估与症状解释提供准确依据，所以，有了病理报告，我们才能真正安下心来，对患者、医生来说这是一个非常有力的保障。

病理切片检查，对切痣患者是有必要的一项检查。

问题 36：痣变多了，是生病的征兆吗？

身上的痣变多，并不一定是意味着身体出现了问题。

身体上出现色素痣大多数是一个生理现象，因为随着年龄的增长，皮肤上的黑素细胞会逐渐增多，我们身上色素痣的数量也会逐渐增多。当然，其他因素也会导致身上的痣变多，包括日晒、激素水平的变化、遗传因素等。大多数的色素痣是良性的，但是当我们发现这个色素痣的形状、颜色、大小、数量等出现明显的改变，或者有出血、疼痛、瘙痒的情况出现，那就需要去医院就诊，以排除色素痣恶变的可能。所以，当你身上的痣出现增多，但色素痣的本身没有出现明显的变化，一般来说不需要过度担心。当然，定期检查身上可疑的、会变的色素痣还是非常有必要的。当你身上突然出现大面积爆发型的色素痣和斑点时，谨慎起见，建议就诊当地内科或者体检中心，以排除内分泌疾患或者内科的其他问题。

痣增多，大多数是生理现象，并不需要太担心。

问题 37：激光冷冻点痣后为什么会复发？会不会因为老是点痣而发生癌变？

激光冷冻点痣后之所以复发，是因为没点干净。就是患者在接受激光和冷冻去痣之后，还是有部分的色素细胞残留，导致色素痣复发。

临床上，这类人群也是比较常见的。这些点的色素痣有些是部分复发，有些是完全复发。这取决于当时治疗时点痣的深度范围和面积大小，并且与痣细胞的活跃程度有关，特别是一些交界痣是非常容易复发的。

目前，临床上主张的各种微创点痣方法都适用于直径 2mm

以内的浅表色素痣，对于比较大、比较深的色素痣，非要去用激光、冷冻点痣，又不想留下凹坑的话，那几乎可以肯定是点不干净的，要复发的。所以，在点痣前，有条件的医院也可以做皮肤镜检查以进一步选择合适的去除痣的方法。总之，我们要谨慎、理性地对待点痣这件事情。

黑色素痣并不是一定会发生恶变，但是多次点痣的外界刺激会增加它恶变的概率。目前看来还是有一定的临床依据的，特别是对于比较深的色素痣和风险比较大的痣，在热效应的刺激下，会出现色素痣细胞的增生、增大，会激发它变成一个早期的恶性肿瘤。另外，如果在点痣之后，痣细胞还在复发，就不主张再做了，以避免对痣细胞产生反复刺激。所以，患者担心痣的癌变或者感觉痣影响美观，那就建议患者听从医生的建议以手术切除为主。

问题 38：了解痣的“照妖镜”吗？

虽然痣是良性肿瘤，但也不排除少部分恶变的情况。那么，除了肉眼观察，我们还可以通过什么工具来判断“痣”是否会恶变呢？那就是皮肤镜。

皮肤镜又称皮表透光显微镜，它将显微镜与偏振光结合，可以将皮疹局部放大 30~200 倍，过滤皮肤角质层的折射光，从而看到肉眼无法识别的结构。它是用来观察皮肤色素性疾患的利器，是组织病理通向临床的桥梁。根据皮肤肿瘤表面颜色的变化和其病理变化的关联性，可以通过皮肤镜所观察到的色素形态来辅助诊断良恶性皮肤肿瘤。对于普通痣、Spitz 痣、恶性黑色素瘤等，虽然目前的组织病理学检查仍是皮肤肿瘤诊断的金标准，但随着皮肤影像技术的不断发展，皮肤镜成为皮肤科医生手里的一个相当方便、非侵入性、诊断率高、值得信赖的工具。

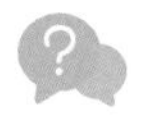 问题 39：痣会和人一起长大吗？

有些人会发现小时候身体某个部位的痣在人长大以后，也变大了，那么，这是一种正常现象吗?

痣属于一种发育畸形，是黑素细胞由神经嵴到表皮的移动过程中，由于偶然异常造成黑素细胞的局部聚集。一般情况下，黑痣一旦长出后，会随着正常的生长发育而缓慢长大，并且生长速度会逐渐变慢，随后停止生长。后期随着年龄的增长可以逐渐变小，甚至消失。随着年龄的增长，黑痣的数目也会增加，往往在青春发育期明显增多。

因此，一些孩子在较小的时候，皮肤上就带有一些痣，随着年龄的增长，这些痣就会随着身体的变大而一起增大，这是一种正常的现象，一般不必过于担心。但是如果一个人的痣突然出现变大的情况，同时还伴随着一些瘙痒、脱屑、出血、溃疡等现象，那么这个时候就需要提高警惕了，很可能是身体上的痣出现了癌变的情况，需要及时就医检查。

 问题 40：痣是与生俱来的吗？

痣会在后天形成，通常来讲，大部分的色素痣是后天形成的，称为后天性色素痣。临床上，根据发病年龄，分为先天性和后天性两大类。出生 6 个月内发生的色素痣，为先天性色素痣。大多数患者有后天性色素痣。后天性色素痣在出生后 6 个月才开始出现，一般在儿童期和青少年期出现，也有成年后出现的，可能与紫外线照射、外伤等后天因素相关，20~30 岁时发生率增加，通常在 30 岁以后趋于稳定。需要注意的是，对于 30 岁以上新出现的色素痣，单个痣突然变黑或增大，自发出现破溃、出血，周围形成卫星状损害等情况者，应警惕恶变的可能，需及时前往皮肤科诊治。

但总体来说，后天长出来的痣相对比先天性的痣的安全性更大一些，其恶变概率约为百万分之一，如果无突然增大、变得不光滑、色素不均匀，可无须处理，继续临床观察。

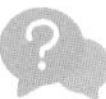 问题 41：食用酱油，会增加黑色素吗？

有些人担心食用酱油会增加黑色素，从而增加自己长痣的风险，这完全属于无稽之谈。

痣也叫黑素细胞痣，是黑素细胞的良性增生，黑色素是由于黑素细胞中的酪氨酸在酪氨酸酶的作用下，发生一系列的反应而形成的，因而我们看到的痣是黑色的。所以，黑色的酱油并不会影响痣的发生。

关于酱油会让我们变黑的说法也是没有依据的。每 100g 酱油仅含有 100mg 酪氨酸，几乎接近于牛奶中的含量，可能比肉、蛋、鱼虾等食物所含的酪氨酸量还低，实际真正能起到沉着色素的概率很低，所以不必太过于担心，正常摄入即可。

 问题 42：手术切除的痣还会复发吗？复发了怎么办？

通常情况下，手术切除痣后复发的概率非常微小，手术切除时通过肉眼观察把痣切掉，多数也不会复发。切痣后产生复发的情况，可能是因为多数的痣有颜色，或者是鼓起的黑色，通过肉眼可以切除干净，但是部分痣细胞和皮肤正常组织的颜色相同，所以可能切除时肉眼上认为已切除干净，实际仍有残留，残存的部分又重新生长，即复发。还有一种比较少见的情况，就是恰好在手术切口附近又长出新的痣。

如果出现复发，也不用惊慌，还可以再次用手术或者激光的方式去除。如果初次做的是激光或者手术，第二次也可以通过激光或者手术的方式去除。如果痣较小、表浅，做激光就可以，但是激光去痣一般不超过 2 次。如果痣较大，最好做手术切除。切痣手术后复发的痣多数是良性的。手术切除这种物理方式一般不会刺激痣细胞，不会有恶变的可能性，所以不用太多担心。

另外，有些人可能是切口处的色素沉着，这种情况不需要特别处理，色沉在 3~6 个月之后会慢慢消退。

但是我们需要关注初次切除的“痣”的病理结果，可能它不是一颗痣，而是基底细胞癌、黑色素瘤等皮肤肿瘤，那么就需要特别关注了。

问题 43：身披“兽皮痣”，该怎么办？

部分宝宝出生后身上带有巨大的痣，色黑且带有毛发，像披了一层兽皮，这种疾病称为“先天性大 / 巨大黑素细胞痣”。它属于先天性黑素细胞痣中的罕见类型。除了主体巨痣之外，有时在身体的其他部位还会分布着大小不等的“卫星灶”。

在多数情况下，带有巨痣的宝宝和其他宝宝并没有什么不同。但必须要关注有以下严重疾病的发生：黑色素瘤、神经皮肤黑变病。度过婴幼儿期后，发生神经皮肤黑变病以及黑色素瘤的风险都开始大幅下降。

治疗上，可以考虑激光、磨削、外科手术切除等方式，但治疗需谨慎。即使完全切除了病损，也不能排除以后发生神经皮肤黑变病以及黑色素瘤的可能。因此，无论是否进行外科治疗，都建议巨痣宝宝尽早完善神经系统的核磁共振检查，在宝宝成长过程中也要关注是否有神经系统症状的出现。另外，为了及早发现并治疗可能出现的黑色素瘤病变，巨痣宝宝应该定期到皮肤科进行专科检查。

除了身体健康外，家长也要重视巨痣宝宝成长过程中的心理健康。当宝宝健康地度过婴幼儿期后，发生神经皮肤黑变病以及黑色素瘤的风险都开始大幅下降，今后身上的“兽皮”大概率只会成为伴随终生的独特胎记。因此，如何让孩子乐观地面对它或许更加重要。

问题 44：痣上为什么会长毛？

有些痣上会长毛，主要是因为痣所在的部位有毛囊，且其中的细胞营养充足、新陈代谢快。

问题 45：痣上长毛是好还是坏？需要去除吗？

黑痣上长毛，在面相学上是吉兆，象征着富贵和运气。当然，这并没有科学依据，一些人会担心长毛的黑痣更容易恶变。痣分为复合痣、皮内痣和交界痣三种。其中，长毛的痣大多数是复合痣，而最容易恶变的则是交界痣。虽然交界痣和皮内痣有的也会长毛，但并没有证据表明长毛的痣会更易恶变，也不是说长毛的痣就一定要去掉。

问题 46：有些痣上的毛为什么颜色不一样？

黑痣属于一种色素痣，是由痣细胞组成，若是存在皮肤色素疾病或局部色素分布不均匀，可能黑痣上会出现有白色的毛。若是白毛的数量较多，并伴有痣体突然增大，还需尽早就诊，根据医生的建议通过激光或手术等方式进行治疗。

问题 47：有些痣上的毛为什么越长越多？

痣是皮肤体表由痣细胞组成的良性肿瘤，而人体的皮肤上本来就会有毛发生长。若长痣部位的毛囊没有受到破坏，毛发依然会生长出来，部分患者的毛发可能会比较长。这种情况一般是正常现象，患者不用过于担心。如果患者平时不注意休息，经常熬夜，且有不良的饮食习惯，精神压力也比较大，可能会使体内激素分泌紊乱，进而容易导致雄激素分泌旺盛，这就可能会使皮肤上的毛发过度生长，出现痣上的毛很长的情况。

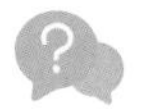 问题 48：黑色素瘤的发生人群有哪些？

黑色素瘤是一种常见的皮肤癌，其发病人群的分布有针对性。

（1）年龄：60 岁以上的老年人容易发生黑色素瘤，尤其是 80 岁以上的更易患此病。

（2）性别：男性比女性更易患黑色素瘤，大约为 6 ∶ 1。

（3）人种：黑人、亚洲人和拉美裔美国人更容易患黑色素瘤，其中，黑人的患病率最高，而白人则比较少见。

（4）体型：肥胖者比瘦者更易患此病，当体重超过健康标准时，患黑色素瘤的风险会更高。

（5）皮肤：肤色较浅的皮肤或痘痘多的皮肤易受到阳光照射，而长期的紫外线照射会加重黑色素瘤的患病风险。

问题 49：黑色素瘤能预防吗？

黑色素瘤是恶性的皮肤肿瘤，虽然无法完全预防黑色素瘤的发生，但可以采取预防措施来降低患病风险。相关的预防措施如下。

- 避免长期暴晒阳光：长期暴露在紫外线下是导致黑色素瘤发生的主要的风险因素之一。避免在阳光强烈的时段（通常是上午 10 点至下午 4 点）在户外活动，尤其是在夏季和高海拔地区。当在户外时，患者可以穿着防晒衣物，戴宽边帽和太阳镜，并将广谱防晒霜（SPF30 或更高，能阻挡 UVA 和 UVB 辐射）涂抹在暴露部位。
- 定期进行皮肤自检：定期检查自己的皮肤，特别是痣或黑色素瘤的变化。发现任何异常，如新出现的痣，以及痣的颜色、形状或大小有改变，或者有痒痛、出血等症状，应及时咨询医生进行评估。
- 避免人工晒黑：使用日光浴床或晒黑剂会增加黑色素瘤的

风险，因为上述因素会使皮肤过度暴露于紫外线照射。尽量避免使用这些方法来获得假日光。

- 养成健康的生活方式：有助于维持免疫系统的功能和整体健康。均衡饮食、适度运动、充足的睡眠和减少精神压力等都对维持身体的健康和免疫力具有积极的影响。

（杨　璐　王思涵　张　静　李桂秀　蒋　凡）

参考文献

[1] 丁媛，康晓静 .HIV 感染相关的皮肤肿瘤 [J]. 皮肤病与性病， 2020，42（1）：30-31.

[2] 孙秋宁，刘洁 . 协和皮肤镜图谱 [M]. 北京：人民卫生出版社，2015.

[3] 孙澳，王艺萌，张春雷 . 病毒感染与皮肤肿瘤的相关性 [J]. 中国皮肤性病学杂志，2023，37（10）：1103-1109.

[4] 吴梦瑶，牛巍巍，张晓岚 . 炎症性肠病相关肠道和肠外肿瘤研究 [J]. 胃肠病学和肝病学杂志，2021，30（3）：259-263.

[5] 吴靖雨，熊文倩，陈琳琦，等 . 硬皮病中西医治疗的研究进展 [J]. 广州中医药大学学报，2022，39（2）：452-458.

[6] 何黎 . 皮肤影像技术概况、应用现状及前景 [J]. 皮肤科学通报，2016（1）：29-37.

[7] 邹先彪，刘华绪，卢漫，等 . 皮肤影像学的临床应用 [J]. 中华皮肤科杂志，2017，50（7）：467-471.

[8] 张雅星，张峻岭 . 皮肤镜与皮肤 CT 在皮肤病中医诊断中的应用进展 [J]. 中国中西医结合皮肤性病学杂志，2020，19（2）：199-201.

[9] 金京，孟雅丹，徐琦，等 . 二维分形维数在皮肤癌光学相干断层成像技术诊断中的应用 [J]. 中国医学物理学杂志，2017，34（7）：4.

[10] 孟如松，崔勇 . 多模态皮肤病医学影像诊断图谱 [M]. 北京：人民卫生出版社，2021.

[11] 郝峰，刘国艳 . 光学相干断层扫描技术在皮肤科的应用进展 [J]. 中华皮肤科杂志， 2023：e20220353.

[12] 胡婉．全球非黑色素瘤皮肤癌相关疾病负担的变化趋势及预测 [D]. 合肥：安徽医科大学，2023.

[13] 战胜霞，万学峰．皮肤影像学检查在常见非黑素皮肤癌手术中的应用进展 [J]. 中国美容医学，2022，31（8）：193-196.

[14] 贺旭，毕新岭，陶苏江．银屑病并发常见皮肤恶性肿瘤的研究现状 [J]. 中国皮肤性病学杂志，2023，37（7）：733-737.

[15] 徐莉莉，张丽成，田雪，等．中国皮肤癌住院患者流行病学的研究 [J]. 中国循证医学杂志，2020，20（11）：1280-1283.

[16] 席鹏，刘宇嘉，姚志荣，等．用于皮肤影像诊断的光学成像方法 [J]. 中国激光，2011，38（2）：1-13.

[17] 唐洪波，梁俊琴．病毒感染在皮肤鳞状细胞癌中的研究进展 [J]. 医学综述，2020，26（1）：18-23.

[18] 唐洪波，梁俊琴．紫外线致非黑色素瘤皮肤癌的作用机制研究进展 [J]. 肿瘤预防与治疗， 2019，32（10）：940-944.

[19] 黄刚．高温条件下抑烟改性沥青开发及混合料性能研究 [D]. 重庆： 重庆交通大学，2013.

[20] 韩小华，邵菲，梁键锋，等．高频超声弹性成像对基底细胞癌的诊断 [J]. 中国麻风皮肤病杂志，2019，35（8）：469-472.

[21] 程晓曼，李冬芹．成人皮肌炎伴发恶性肿瘤的相关因素分析 [J]. 中国麻风皮肤病杂志，2022，38（5）：303-306.

[22] BAO Y，ZHANG J，ZHAO X，et al. Deep learning-based fully automated diagnosis of melanocytic lesions by using whole slide images[J].J Dermatolog Treat，2022，33（5）：2571-2577.

[23] ELLER J J.Cancer as a complication of skin diseases[J]. Bull N Y Acad Med，1931，7（8）：635-678.

[24] HAENSEL D，DANIEL B，GADDAM S，et al. Skin basal cell carcinomas assemble a pro-tumorigenic spatially organized and self-propagating Trem^{2+} myeloid niche[J]. Nat Commun，2023，14（1）：2685.

[25] MENZIES S W，SINZ C，MENZIES M，et al.Comparison of humans versus mobile phone-powered artificial intelligence for the diagnosis and management of pigmented skin cancer in secondary care：a multicentre，prospective，diagnostic，clinical trial[J].Lancet Digit Health，2023，5（10）：e679-e691.

[26] SUN A.Clinical role of serum tumor markers SCC，NSE，CA 125，CA 19-9，and CYFRA 21-1 in patients with lung cancer[J]. Lab Med，2023，54（6）：638-645.

[27] VAN COILE L，VERHAEGHE E，ONGENAE K，et al. The therapeutic dilemma of basal cell carcinoma in older adults：a review of the current literature[J].J Geriatr Oncol，2023，14（3）：101475.

[28] ZHANG Y，BIRMANN B M，HAN J，et al.Personal use of permanent hair dyes and cancer risk and mortality in US women：prospective cohort study[J]. BMJ，2020，370：m2942.